Dr. med. Dieter Pöhlau, Sandra Berlijn

Aktiv leben trotz Spastik bei Multipler Sklerose

Mit freundlicher Unterstützung

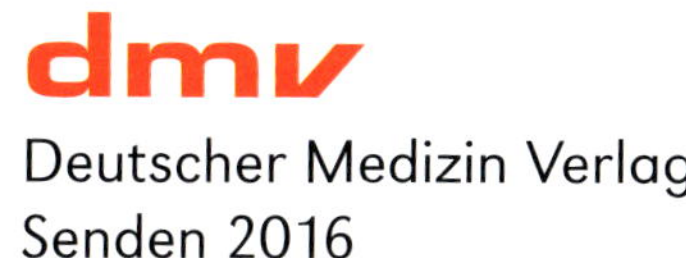

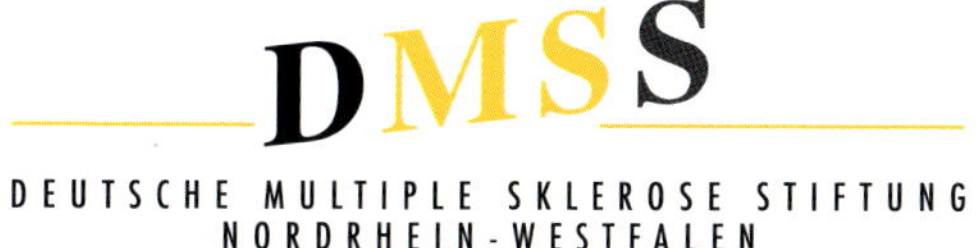

Deutscher Medizin Verlag
Senden 2016

Dr. med. Dieter Pöhlau, Sandra Berlijn

Aktiv leben trotz Spastik bei Multipler Sklerose

Konzept, Redaktion, Wiss. Beratung, Realisation:
Dr. Katharina Leeners, Senden
Gestaltung: promedici, Senden
Fotos: DRK Kamillus Klinik Asbach, fotolia, istockphoto,123rtf-Foto

Herausgegeben mit freundlicher Unterstützung der
Deutschen Multiple Sklerose Stiftung Nordrhein-Westfalen (DMSS NRW)
Sonnenstraße 14, 40227 Düsseldorf, Telefon 0211 93304-0, Fax 0211 312019

Mit freundlicher Unterstützung von Almirall Hermal

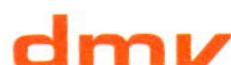

Deutscher Medizin Verlag
Senden (Westfalen): dmv 2016
Daimlerstr. 55, 48308 Senden
Tel. 0 25 97 991300
www.dmv-direkt.de, E-Mail: info@dmv-direkt de

ISBN 978-3-936525-74-8

Inhalt

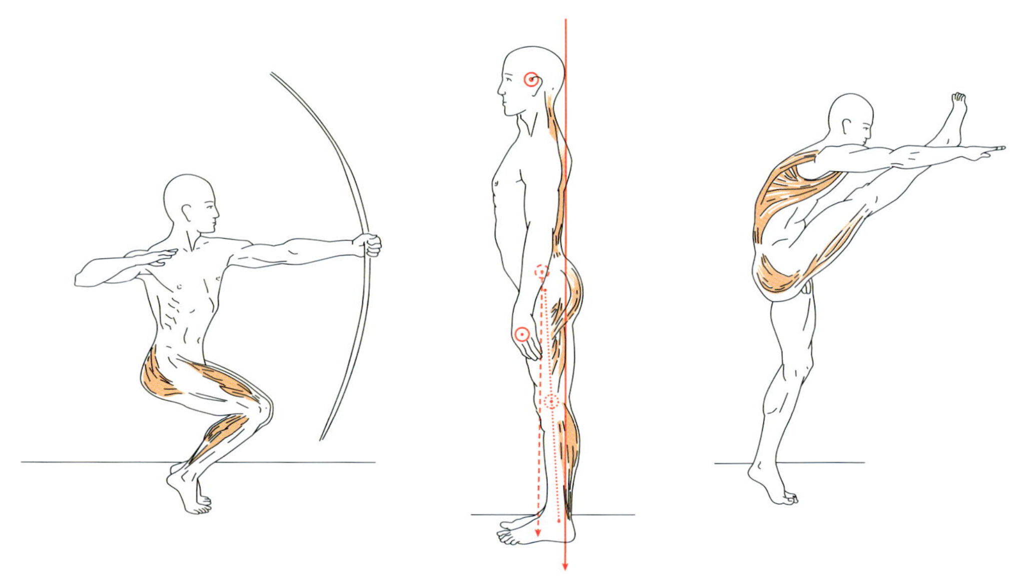

„Das Gehirn kennt keine Muskeln, sondern nur Bewegungen“

John Hughlings Jackson (1834 –1911)

Vorwort

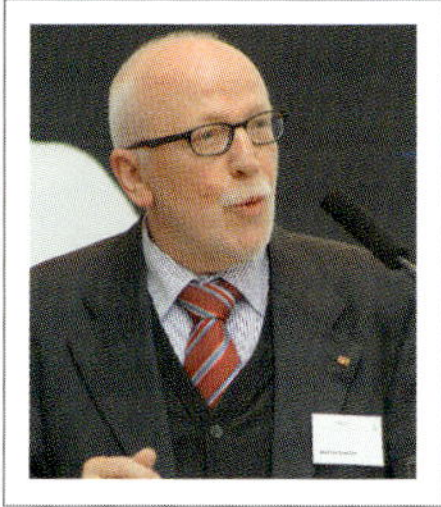

Das Nervensystem breitet sich netzartig in unserem Körper aus und sorgt dafür, dass der Körper Informationen empfängt, verarbeitet und sendet. So werden nicht nur lebenswichtige unbewusste Funktionen des Körpers wie Herzschlag und Atmung, sondern auch bewusste Prozesse wie Greifen oder Laufen gesteuert. Bei Menschen mit Multipler Sklerose wird das Nervensystem „beschädigt". Als Folge müssen Erkrankte mit den unterschiedlichsten neurologischen Symptomen leben. Eines der häufigsten Symptome ist die Spastizität. Es beeinträchtigt den Alltag und die Lebensqualität von Betroffenen erheblich.

Viele wissen nicht, dass sie durch ihr eigenes Verhalten die Spastizität positiv beeinflussen können. Dabei geht es insbesondere darum, den eigenen Körper bewusst wahrzunehmen, Auslöser zu kennen und zu vermeiden und zu wissen, welche Maßnahmen man ergreifen kann, um einer Spastik vorzubeugen oder zu begegnen. Gemeinsam mit Ihrem Arzt und Physiotherapeuten können Sie therapieunterstützende Strategien für zu Hause entwickeln – ob durch Verhaltensänderung, Bewegung im Alltag oder geeignete Hilfsmittel. So können Sie den Erfolg einer medikamentösen und physiotherapeutischen Therapie zu Hause selbst unterstützen.

Das vorliegende Buch „Aktiv leben trotz Spastik bei Multipler Sklerose" bietet Ihnen dazu verständliche Informationen und praktische Anleitungen, die Sie in Ihrem Alltag mit MS unterstützen. Wir danken dem Autorenteam der DRK-Kamillus Klinik in Asbach, Dr. med. Dieter Pöhlau (Chefarzt) und Sandra Berlijn (Leitende Physiotherapeutin), und wünschen dem Buch eine weite Verbreitung.

Wolfram Kuschke

Staatsminister a. D.
Vorstandsmitglied DMS-Stiftung NRW

Was ist MS?

Multiple Sklerose (MS) ist die häufigste Krankheit des Nervensystems bei jungen Erwachsenen. Dabei handelt es sich um eine chronische Autoimmunerkrankung, deren Ursache in einer Wechselwirkung zwischen Genen und Umweltfaktoren (Sonneneinstrahlung, Vitamin D, Ernährung, Übergewicht, Rauchen, seelische Faktoren u. a.) zu suchen ist. Die Erkrankung tritt bei Frauen häufiger auf als bei Männern.

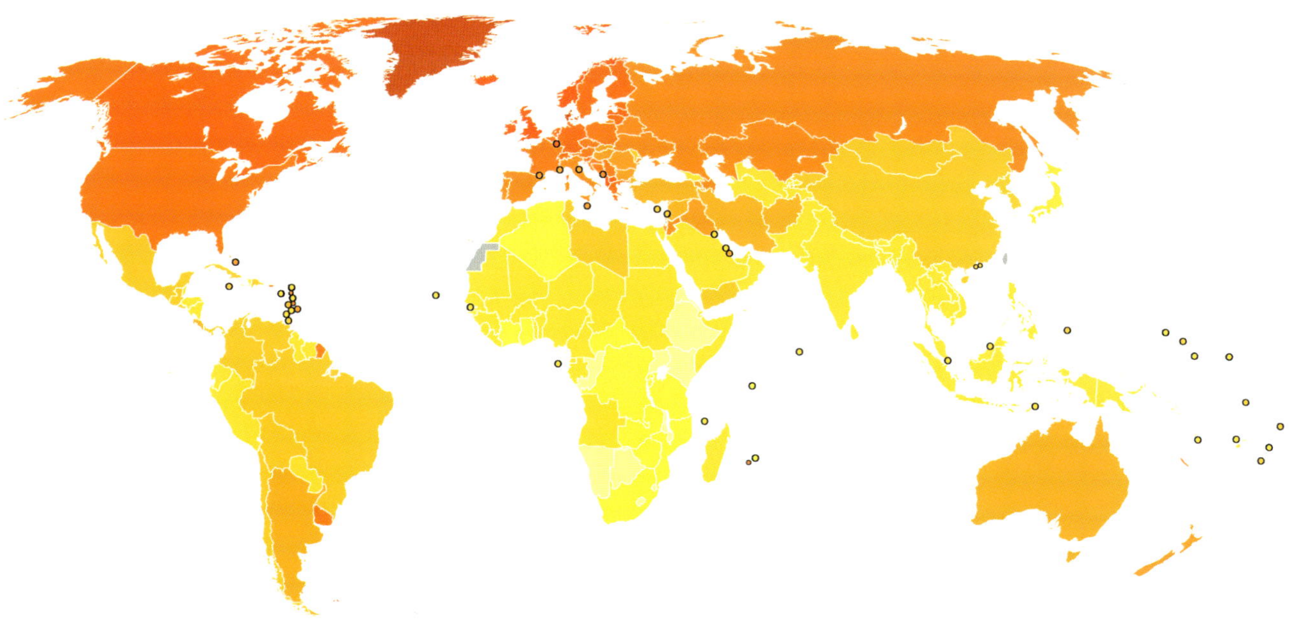

Abb. 1: Durch Multiple Sklerose beeinträchtige Lebensqualität (disability-adjusted life years, DALY, pro 100000 Einwohner).

<15 15–18 18–21 21–24 24–27 27–30 30–33 33–36 36–39 39–42 42–45 >45

MS ist eine Autoimmunerkrankung

MS ist eine Autoimmunkrankheit, bei der sich das Immunsystem gegen körpereigene Strukturen richtet. Bei einer Autoimmunerkrankung kann das Immunsystem, welches den Menschen im intakten Zustand vor Viren, Bakterien, Parasiten oder sonstigen Fremdstoffen schützt, nicht mehr zwischen „fremd“ und „eigen“ unterscheiden. Die Folge ist, dass das Immunsystem gesundes Gewebe angreift und am Ort des Angriffs schwere Entzündungsreaktionen auslösen kann.

Angriff im Zentralnervensystem

Das Zentralnervensystem (ZNS) umfasst die Nervenstrukturen in Gehirn und Rückenmark. Sie sind dafür zuständig, dass Befehle aus dem Gehirn an den ausführenden Ort und umgekehrt gelangen. So werden nicht nur alle unsere Sinne richtig empfangen, sondern auch Bewegungen ausgelöst.

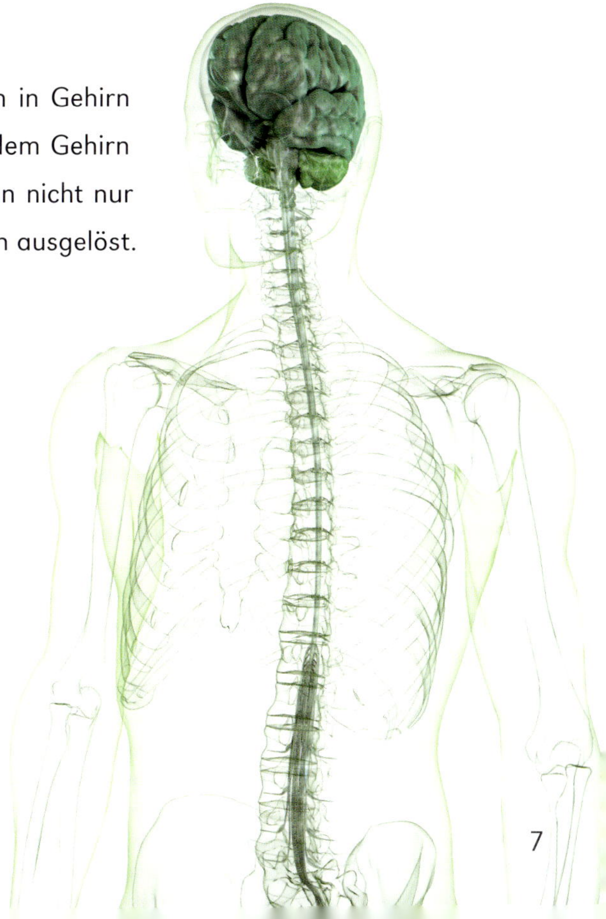

Abb. 2:
Das Zentralnervensystem (ZNS)

Für die Weiterleitung der Informationen sind Nervenzellen (Neurone) zuständig. Sie verknüpfen im ganzen Körper die Areale mit dem ZNS und bilden ein Netzwerk zur Informationsverarbeitung. Die Nervenfasern (Axone) sind von einer isolierenden Schutzschicht, der sogenannten Nervenscheide (Myelinscheide, Myelin), umgeben, die dafür sorgt, dass die Reize als elektrische Potentiale schnell, energiesparend und ungehindert weitergeleitet werden können.

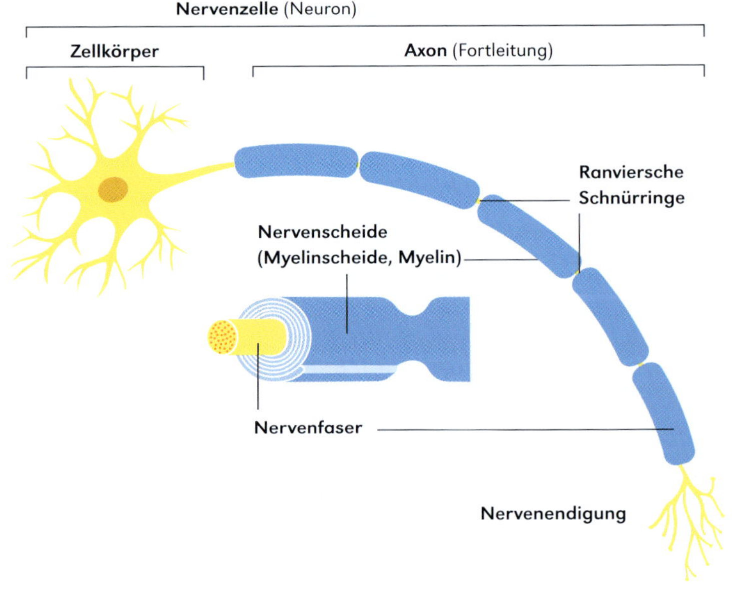

Abb. 3: Aufbau einer Nervenzelle

Bei Multipler Sklerose richtet sich das Immunsystem vor allem gegen das Myelin, welches die Nervenfasern umgibt. Folge ist eine chronische Entzündung am Ort des Angriffs, die zu einer Zerstörung der Myelinscheide (Demyelinisierung) führt und bis zum Verlust von Nervengewebe (Axonverlust) führen kann. Die angegriffene Myelinscheide kann zum Teil repariert werden („Remyelinisierung"), sodass sich die Symptome ganz oder teilweise zurückbilden. Inzwischen weiß man auch, dass Nervengewebe sich zu einem gewissen Grad neu bilden kann und/oder neue Wege für die Reizweiterleitung genutzt werden können.

Bei schwerer oder länger andauernder Schädigung kann das Axon untergehen und in der Folge davon auch die Nervenzelle, das Neuron. Deshalb ist die MS auch eine neurodegenerative Erkrankung. Der Verlust an Nervengewebe kann im späteren Verlauf der MS zu einer dauerhaften Behinderung führen. Da die MS bei jedem Menschen anders verläuft, wird sie auch als die **„Krankheit mit den 1000 Gesichtern"** bezeichnet.

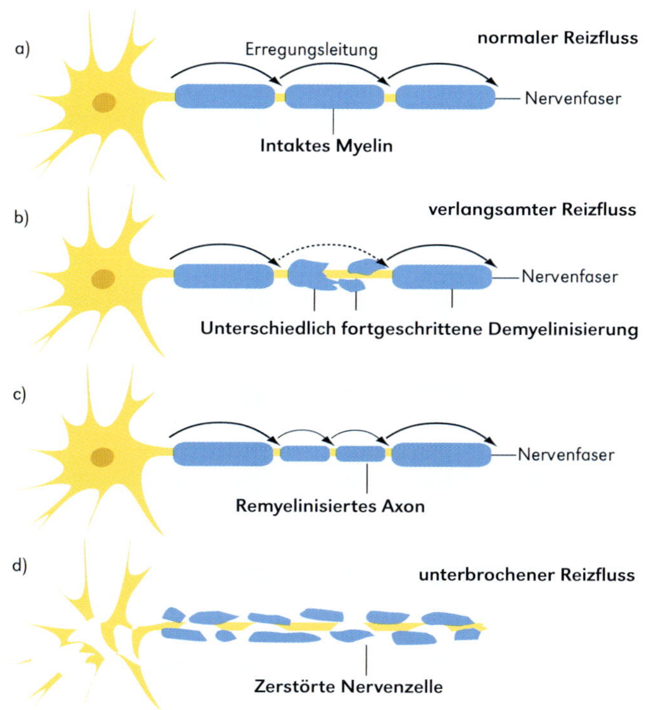

Abb. 5:

a) Reizfluss bei gesunden Menschen
b) demyelinisiertes Axon; die Myelinscheide wird durch einen Entzündungsprozess zerstört
c) remyelinisiertes Axon; die neue Myelinscheide ist dünner und die sog. Ranvierschen Schnürringe treten näher zusammen; dadurch wird die Nervenleitfähigkeit wiederhergestellt; die Axone leiten etwas schlechter und langsamer als vorher
d) zerstörte Nervenzelle; wenn ein durchtrenntes Axon nicht wieder zusammenwächst oder die Nährstoffe und Wachstumsfaktoren in der Umgebung nicht ausreichen, dann geht auch die dazu gehörende Nervenzelle unter

Kernspintomografie (MRT) bei MS

Mittels kernspintomografischer Untersuchungen kann die Diagnose einer MS häufig früher, evtl. schon beim Auftreten des ersten Schubes, gestellt werden. Dies geht dann, wenn bereits beim ersten Schub im MRT des Kopfes alte und frische Läsionen dargestellt werden. Frische entzündliche Läsionen nehmen meist Kontrastmittel auf. Daher kann mit Kontrastmittel ein akut entzündlicher Herd von einem älteren, chronischen Herd unterschieden werden. Typisch für ein Kernspintomogramm bei MS-Betroffenen ist die räumliche Dissemination, d.h., dass in verschiedenen Hirnarealen Herde zu finden sind. Manche dieser Herde, die in sogenannten stummen Hirnarealen auftreten, merkt der Betroffene gar nicht. Auch das Hirnvolumen lässt sich kernspintomografisch messen, allerdings sind solche Messungen aufwändig und werden nicht im Rahmen von Routine-Untersuchungen durchgeführt.

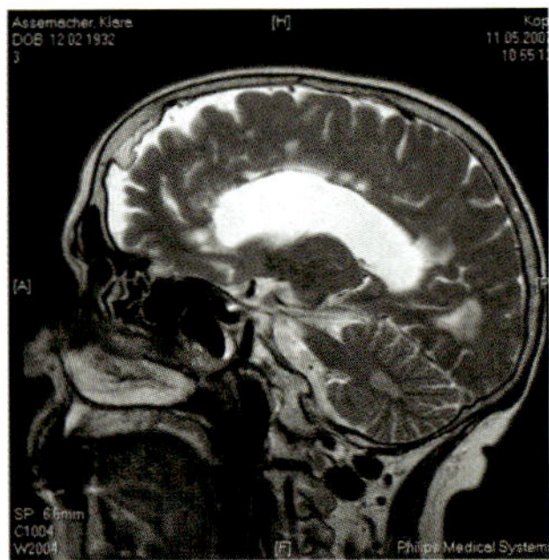

Abb. 6:
T2 gewichtete Aufnahmen zeigen die Läsionslast

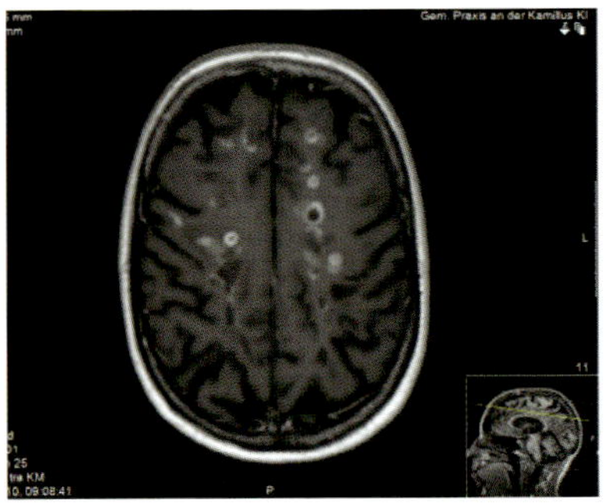

Abb. 7:
T1 nach Gabe von Kontrastmittel: Akute Entzündungen zeigen sich als Kontrastmittelaustritt aus den Blutgefäßen

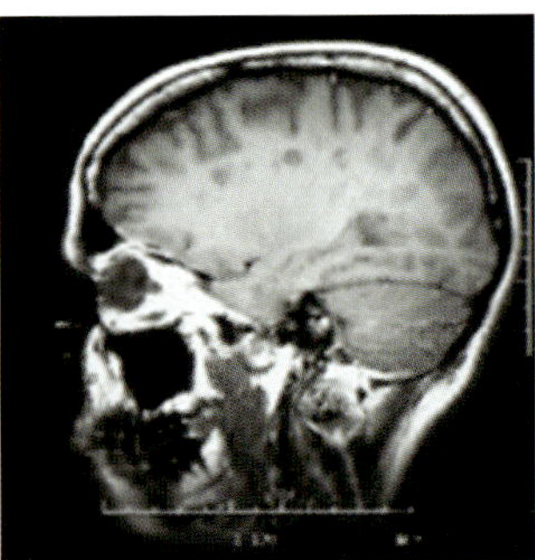

Abb. 8:
T1 ohne Kontrastmittel zeigt Atrophie (Verlust von Hirnvolumen) und Bereiche, in denen Hirngewebe untergegangen ist

Wie verläuft die MS?

Zwei Krankheitsmechanismen spielen eine Rolle bei der MS: Die Entzündung, die auch Schübe hervorruft und ein Prozess der Neurodegeneration, bei dem Nervenfasern und auch Nervenzellen untergehen. D.h., auch bei der schubförmigen Verlaufsform können gerade dann, wenn die maximale Leistungsfähigkeit gefragt ist, schleichende Verschlechterungen auftreten. Dies bedeutet nicht automatisch, dass die oder der Betroffene in den chronisch progredienten Verlaufstyp gewechselt ist. Während die schubförmig verlaufende MS immer besser behandelbar wird, immer neue immmuntherapeutische Medikamente dafür zugelassen werden, sind die chronisch progredienten Verläufe schwerer zu behandeln.

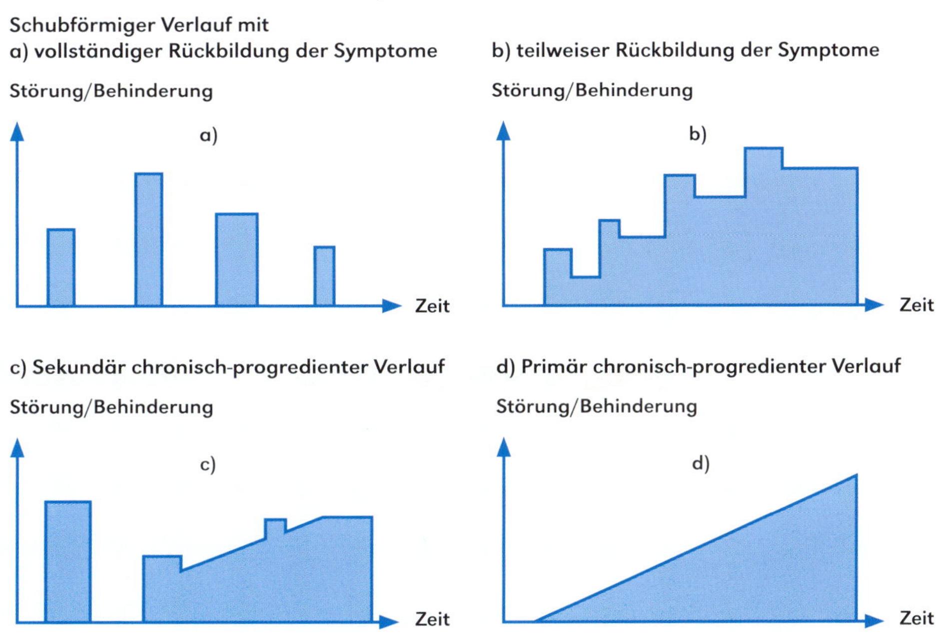

Abb. 9: Schübe / Formen der MS

Symptome der MS

Das Verstehen der MS und der begleitenden Symptome hilft Menschen mit Multipler Sklerose dabei, aktiv ihre Lebensqualität zu verbessern. Durch das Erkennen von Symptomen und das Wissen über Auslöser können Betroffene den Alltag so gestalten, dass sie die Symptome der MS durch das eigene Verhalten positiv beeinflussen können und damit die Therapie unterstützen.

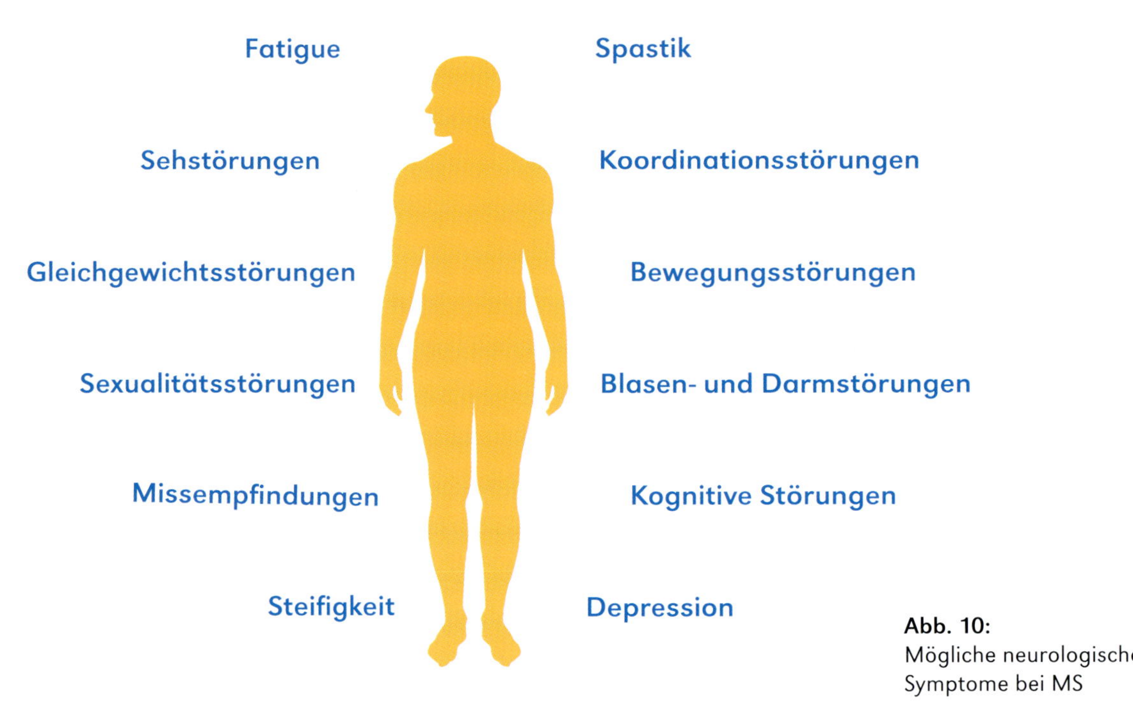

Abb. 10:
Mögliche neurologische Symptome bei MS

Was ist Spastik?

Der Begriff Spastik oder Spastizität umschreibt eine resultierende, geschwindigkeitsabhängige Erhöhung des Muskeltonus (Spannungszustand des Muskels) der quergestreiften Muskulatur. Bei passiver Dehnung tritt eine Bewegungsstörung mit gesteigertem Muskeltonus auf, deren Ausmaß von der Dehnungsgeschwindigkeit abhängt. Das heißt, je schneller die passive Bewegung, desto höher der Widerstand (Sheean 2002). Betroffene spüren oft Muskelsteifheit, Gangstörungen, aber auch Störungen der Feinmotorik und der Koordination. Die Muskeln spannen bei Aktivität zu stark an. Die Anspannung ist nicht so fein dosierbar wie normal und oft werden auch die Gegenmuskeln mit angespannt (z. B. die Kniebeuger und Strecker gleichzeitig), das führt dann verständlicherweise zu Problemen.

So haben im Rahmen einer Patientenbeobachtung die Betroffenen Spastik definiert:

„...eine ungewöhnliche Anspannung der Muskulatur, die sich anfühlt wie Steifigkeit oder Zucken der Beine, Wippen des Fußes, Muskelkrämpfe in Beinen oder Armen oder ungeplante Anspannung und unwillkürliches Ausstrecken oder Anziehen der Beine...“

Quelle: Rizzo et al. Mult Scler 2004; 10:589-595

Störungen von motorischen Nervenfasern in Gehirn und Rückenmark als Ursache der Spastik

Bewegungen werden durch Impulse aus dem Großhirn ausgelöst, die auf Nervenfasern, das erste Motoneuron, geschaltet werden. Diese ziehen dann über den Hirnstamm in das Rückenmark, wo sie mit dem zweiten Motoneuron verbunden werden. Die Fasern des zweiten Motoneurons leiten die Erregung schließlich aus dem Rückenmarkskanal bis in die Muskeln weiter.

Spastik ist die Folge einer Störung des ersten Motoneurons.

Spastik kann also nur bei Störungen in Gehirn und/oder Rückenmark auftreten. Multiple Sklerose ist jedoch bei weitem nicht die einzige Ursache für das Auftreten einer Spastik. So können auch Rückenmarkskompressionen, z.B. durch Bandscheiben oder Tumore, Spastik auslösen. Natürlich sind auch MS-Betroffene nicht dagegen gefeit, weitere Krankheiten zu bekommen. Das heißt, der behandelnde Neurologe muss bei jeder Zunahme der Spastik auch darüber nachdenken, ob der Patient vielleicht außer der MS weitere Krankheiten hat.

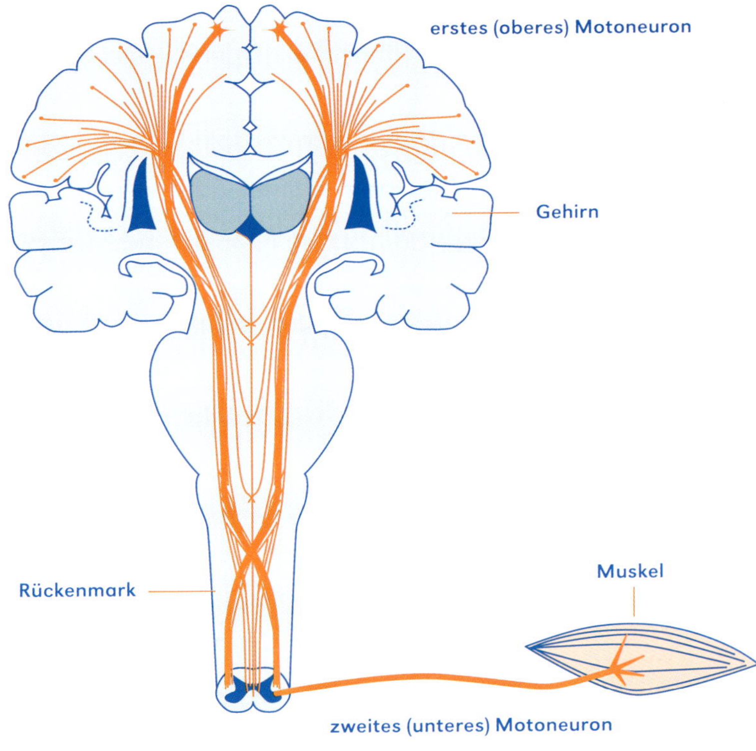

Abb. 11:
Erstes und zweites Motoneuron

Die motorischen Fasern aus dem Zentralnervensystem haben auch hemmende Funktionen auf Rückenmarksneurone. Die Verminderung dieser biologisch sinnvollen Hemmung führt zu manchen Symptomen der MS, z. B. Muskelsteifheit und auch zu einer Steigerung der Muskeleigenreflexe bei Prüfung mit dem Reflexhammer.

Tab. 1:
Symptome bei Schädigung motorischer Systeme im Rahmen der MS

Muskeltonus	erhöht, auch bei passiven Bewegungen
Dünner werden der Muskeln	eher nicht, nur bei Inaktivität
Grobe Muskelkraft	vermindert
Muskeleigenreflexe	oft gesteigert
Pathologische Reflexe	oft vorhanden, z. B. das sog. Zeichen nach Babinski, bei dem durch Bestreichen der Fußaußenkante die große Zehe nach oben und die anderen Zehen nach unten ziehen
Kontrakturen	Muskeln und Sehnen verkürzen sich, wenn diese nicht regelmäßig gedehnt werden; wenn z. B. ein Knie wegen Spastik dauerhaft in einer 90° Stellung fixiert ist, dann verkürzen sich Bänder, Sehnen und auch der Kapselapparat; durch Krankengymnastik und eigene Übungen, wenn nötig durch passive Bewegungen der entsprechenden Gelenke, sollte ein Einsteifen verhindert werden
Kloni	rhythmische Muskelanspannungen, z. B. wenn die Fußspitze schnell aufgestellt wird
Dystonien	können bei Beginn einer Bewegung entstehen; es sind ziehende, langsame, störende Bewegungen, die z. B. den Kopf zur Seite ziehen oder eine Rotation um die Körperlängsachse verursachen; treten nicht selten bei MS auf, sind aber keine reinen Symptome des ersten Motoneurons

Das spastische Syndrom

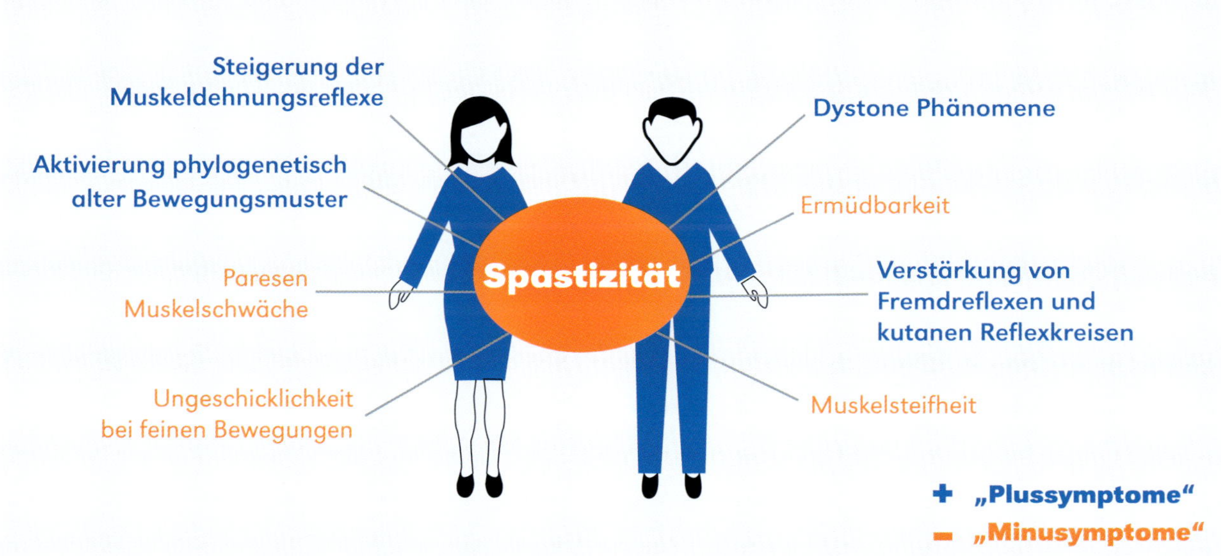

Abb. 12: Plus- und Minussymptome beim spastischen Syndrom

Nächtliche Spastik und das Restless-Legs-Syndrom (RLS)

Im Rahmen einer Patientenbeobachtung ergab sich:

79,8 % der Patienten haben nachts, trotz Behandlung mit Antispastika, weiterhin schmerzhafte Muskelkrämpfe.

Quelle: Rizzo et al. Mult Scler 2004; 10:589-595

Das Restless-Legs-Syndrom (RLS)

- Bewegungsdrang der Beine (evtl. auch der Arme oder des gesamten Körpers), gewöhnlich mit unbehaglichem oder unangenehmem Gefühl in den Beinen
- Beginn oder Verschlechterung während der Ruhezeiten oder bei Inaktivität
- Teilweise oder vollständige Besserung durch Bewegung
- Maximum der Beschwerden am Abend oder in der Nacht (besonders beim Einschlafen)

Als Auslöser eines RLS kommen neben Läsionen im ZNS u.a. auch Eisenmangel, Schilddrüsenerkrankungen, Nierenerkrankungen und – nicht zu vergessen – Arzneimittel (manche Antidepressiva, Neuroleptika und auch Arzneimittel gegen Übelkeit), infrage.

Periodische Beinbewegungen im Schlaf (PLM)

Bei Patienten mit RLS (bei MS-Betroffenen aber auch ohne RLS) treten gehäuft auch nächtliche Beinbewegungen auf, die der Betroffene oft gar nicht spürt. Diese Beinbewegungen können dazu führen, dass der Schlaf gestört wird und dann nicht mehr erholsam ist. Der Betroffene ist am Tage schneller ermüdbar.
Schnelle Ermüdbarkeit („Fatigue") ist ein häufiges Symptom bei MS. Gerade deshalb ist es wichtig, auch an RLS / PLM als Ursache für Fatigue zu denken. Dies gilt insbesondere, da ein RLS und PLM meist gut behandelbar sind.

Skalen zur Beurteilung der Spastik und Mobilität

Je nach Gehfähigkeit des Patienten gibt es einfache Tests, um die Spastik und Mobilität zu beurteilen. Bei Rollstuhlfahrern findet häufig die Modified Ashworth Scale (MAS) und die Muskelfunktionsprüfung (MFP) Anwendung.

+ Modified Ashworth Scale (MAS)

Um eine Spastik mit der Modified Ashworth Scale (MAS) bewerten zu können, wird vom Arzt oder Physiotherapeuten der geschwindigkeitsabhängige Widerstand bei einer passiven Bewegung getestet. Das bedeutet konkret, eine ausgewählte Muskelgruppe, beispielsweise am Arm, wird im entspannten Zustand durch die testende Person bewegt und auch beschleunigend bewegt. Bewertet wird bei der MAS, inwieweit die Bewegung möglich bzw. eingeschränkt ist. Außerdem betrachtet man den Widerstand durch Muskelspannung, in Abhängigkeit zur Geschwindigkeit der passiven Bewegung. Die Skala reicht von 0 = Normal bis 4 = Teilweise eingeschränktes Bewegungsausmaß. Abstufungen geben Auskunft über die Ausprägung des Muskelwiderstands.

+ Muskelfunktionsprüfung (MFP)

Die Muskelfunktionsprüfung (MFP) dient zur Kraftbestimmung einzelner Muskelgruppen. Zunächst wird eine Bewegung gegen die Schwerkraft getestet. Wichtig ist, die richtige Ausgangstellung, damit der Muskel möglichst isoliert getestet wird. Kann der Patient den Muskel aktiv in vollem Ausmaß bewegen, wird der Widerstand manuell erhöht, um den maximalen Wert zu finden. Ist die Bewegung bereits gegen die Schwerkraft eingeschränkt, wird überprüft, ob und inwieweit eine Muskelkontraktion vorhanden ist. Mit der manuellen Muskelfunktionsprüfung erhält man einfach und ohne technische Hilfsmittel einen ersten Eindruck von der Kraft der Patienten.

✚ Aufstehen-und-Gehen-Test mit Zeitmessung
Timed-up-and-go (TUG)

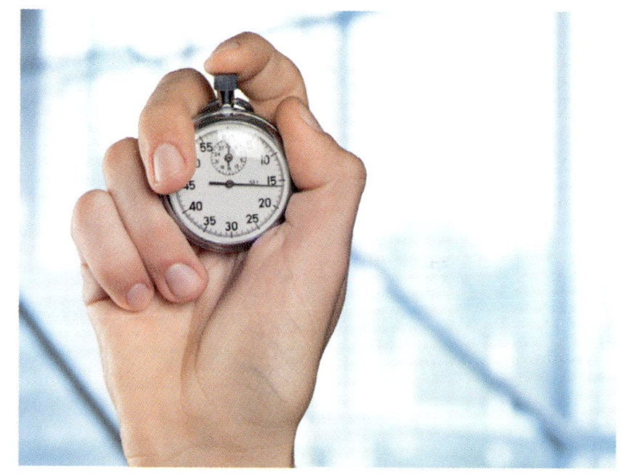

Dieser Test findet Anwendung, um die Mobilität und das mögliche Sturzrisiko des Patienten zu bewerten. Die Testmethode ist einfach durchführbar und es sind keine zusätzlichen Hilfsmittel erforderlich. Der Patient sitzt zunächst auf einem Stuhl mit Armlehne. Bei Aufforderung des Therapeuten soll der Patient aufstehen, 3 Meter gehen, umkehren und sich wieder auf den Stuhl setzen. Dazu darf der Patient seine alltäglichen Hilfsmittel verwenden. Gemessen wird die Zeit vom Beginn der Aufforderung bis der Patient wieder sitzt. Sie gibt dem Therapeuten einen Hinweis darauf, ob und inwieweit eine relevante Mobilitätseinschränkung vorliegt.

✚ 10-Meter-Gehtest

Bei diesem Test wird die Gehgeschwindigkeit über eine Distanz von 10 Metern gemessen. Der Test ist leicht durchführbar und es sind keine zusätzlichen Hilfsmittel erforderlich. Auf dem Boden wird gut sichtbar eine Start- und Ziellinie im Abstand von 10 Metern markiert. Der Therapeut stoppt, wie lange der Patient benötigt, um 10 Meter zu gehen. Dazu darf der Patient seine alltäglichen Hilfsmittel während des Tests verwenden. Die Gehgeschwindigkeit gibt dem Therapeuten Auskunft über eine mögliche Mobilitätseinschränkung.

✚ 6-Minuten-Laufbandtest

Bei diesem Test wird gemessen, wie weit der Patient auf dem Laufband in 6 Minuten gehen kann. Dazu soll er auf dem Laufband in einer für ihn angenehmen Geschwindigkeit gehen und dabei eine möglichst lange Strecke zurücklegen. Bei Bedarf kann er auch seine (Geh-)Geschwindigkeit reduzieren oder eine Pause machen. Die in 6 Minuten zurückgelegte Strecke gibt dem Therapeuten Aufschluss über die Mobilität des Patienten.

✚ Functional Reach-Test

Bei diesem Test wird gemessen, inwieweit die Person dazu in der Lage ist, über die Länge ihrer Arme hinaus nach vorne zu reichen, ohne das Gleichgewicht zu verlieren. Der Patient steht seitlich zu einer Wand, an der auf Schulterhöhe ein Maßstab waagerecht angebracht ist. Der Therapeut fordert den Patienten dazu auf, eine Faust zu bilden und mit dem nach vorne ausgestreckten Arm soweit wie möglich nach vorne zu reichen, ohne das Gleichgewicht zu verlieren. Der zurückgelegte Weg der Faust wird am Messband abgelesen. Dieser einfach durchführbare Test gibt dem Therapeuten Auskunft über das funktionsbezogene Gleichgewicht.

Schweregrade der MS induzierten Spastik

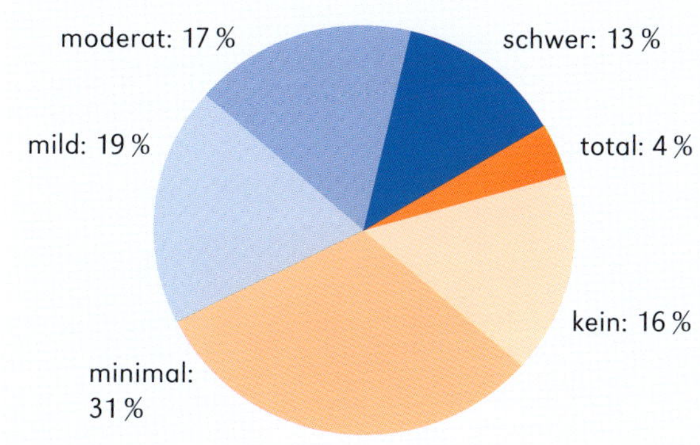

Abb. 13:
Datenauswertung über Schweregrade der MS induzierten Spastik aus einer amerikanischen Patientenerhebung mit mehr als 20 000 Patienten

Rizzo et al. Mult Scler 2004; 10: 589-95.

✚ EDSS (= Expanded Disability Status Scale)

EDSS ist eine Leistungsskala von 0 (keine Behinderung) bis 10 (schwere Behinderung), die den Schweregrad der Behinderung bei MS-Patienten angibt.

Tab. 2: Stark vereinfachte EDSS

Grad	Genauere Beschreibung
0	normale neurologische Untersuchung
1	keine Behinderung, minimale Abnormität in einem funktionellen System (FS)
2	minimale Behinderung in 1 FS
3	mäßiggrade Behinderung in 1 FS oder leichte Behinderung in 3–4 FS, jedoch voll gehfähig
4	gehfähig ohne Hilfe und Rast für mindestens 500 m; aktiv während ca. 12 Stunden pro Tag trotz relativ schwerer Behinderung
5	gehfähig ohne Hilfe und Rast für etwa 200 m; Behinderung schwer genug, um tägliche Aktivität zu beeinträchtigen (z. B. ganztägig zu arbeiten ohne besondere Vorkehrungen)
6	mit einseitiger oder zeitweiliger Unterstützung (Krücke, Stock, Schiene) ohne Rast gehfähig für etwa 100 m
7	unfähig, selbst mit Hilfe, mehr als 5 m zu gehen; weitgehend an den Rollstuhl gebunden; bewegt den Rollstuhl selbst und transferiert ohne Hilfe
8	weitgehend an Bett oder Rollstuhl gebunden; pflegt sich weitgehend selbstständig; meist guter Gebrauch der Arme
9	hilfloser Patient im Bett; kann essen und kommunizieren
10	Tod infolge MS

Auslöser der Spastik

Wenngleich die Schädigung des ersten Motoneurons im Gehirn und / oder Rückenmark die eigentliche Ursache der Spastik ist, so gibt es eine Vielzahl von Auslösern, die eine vorbestehende Spastik verschlimmern können. Bei einer Zunahme von Spastik gilt es deshalb, zunächst nach solchen Ursachen zu suchen.

- Harnwegsinfekte
- Verdauungsstörungen / Verstopfung
- Arthrose
- Bandscheibenschäden
- Osteoporose
- falsche Lagerung
- Dekubitus (Durchliegegeschwüre)
- schlechter Rollstuhlsitz, Zwangshaltungen
- alle Arten von Schmerzen
- sehr starke seelische Anspannung
- Syndrom der ruhelosen Beine / Restless-Legs-Syndrom (RLS)
- degenerative Veränderungen von Wirbelsäule und Wirbelgelenken
- schlecht angepasste Hilfsmittel / Unterversorgung mit Hilfsmitteln
- Muskelhartspann (durch Überlastung oder Fehlhaltungen)

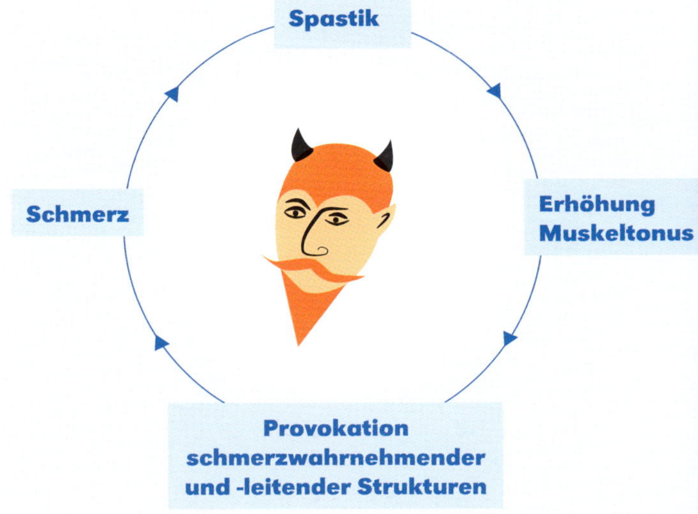

Abb. 14: Teufelskreislauf „Spasti

Behandlung der Spastizität

Spastik, wie sie auch bei Multipler Sklerose auftritt, lässt sich gut behandeln. Neben der Physiotherapie und medikamentösen Maßnahmen, ist die Mitarbeit des Betroffenen ein weiterer wichtiger Baustein für eine erfolgreiche Therapie.

Maßnahmen zur Behandlung der Spastik

- Ausschaltung oder Verminderung von Auslösern
- Physiotherapie (inkl. physikalischer Therapien, Ergotherapie)
- orale antispastische Medikamente
- Nabiximols (als Oromucosalspray)
- Botulinumtoxin als Injektion in spastische Muskeln
- intrathekale Therapie mit Triamcinolonacetonid
- rückenmarksnahe Gabe von Antispastika mittels subkutan implantierter Arzneimittelpumpe
- evtl. Neuromodulation mittels transcranieller repetitiver Magnetstimulation
- sehr selten: chirurgische Maßnahmen

▶ Ausschaltung von Auslösern

Das Führen eines Schmerztagebuchs, die Behandlung MS-begleitender Symptome und die Vermeidung bekannter Auslöser sind erste wichtige Maßnahmen zur erfolgreichen Behandlung einer Spastik bei MS. Dazu gehört auch ein professioneller Einsatz von Hilfsmitteln. (vgl. Kap. Physiotherapie). Bevor darüber nachgedacht wird, die antispastische Medikation zu erhöhen, sollte nach möglichen Auslösefaktoren gesucht werden (siehe Seite 22). Harnwegsinfekte können auch gelegentlich unbemerkt bleiben, da hilft die Durchführung eines Urinstatus.

Behandlung von Schmerzen

Der Satz, dass „eine MS nicht weh tut", ärgert viele MS-Betroffene. In der Tat leiden 30–50 % aller MS-Betroffenen auch an Schmerzen. Neben der Trigeminus-Neuralgie, die bei bis zu 5 % aller MS-Erkrankten auftritt, gibt es u.a. Schmerzen von Seiten des Bewegungsapparates, der Gelenke und der Stellen, in denen Sehnen im Knochen verankert sind. Nicht wenige MS-Erkrankte leiden auch unter Osteoporose, die schmerzhaft sein kann. Zudem können entsprechende Zentren im Gehirn von sich aus Schmerzen auslösen.

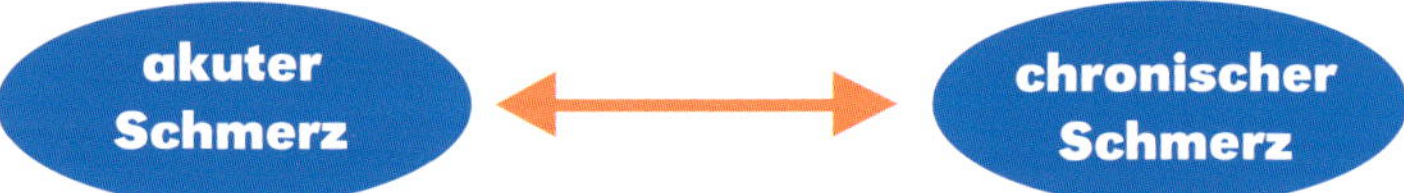

Wenn Schmerzen lange bestehen, dann lernt das Gehirn „Schmerz". Aus einem akuten Schmerz wird ein chronischer Schmerz, der anders als ein akuter Schmerz behandelt werden muss und oft auch schwerer zu behandeln ist. Ein plötzlich aufgetretener Schmerz ist zunächst ein Warnsignal des Körpers. Es gilt, den Grund dafür zu finden und zu behandeln. Da Schmerzen eine Spastik auslösen können und umgekehrt, spielt die Schmerztherapie eine wichtige Rolle bei der Therapieplanung. Schmerzen können direkte oder indirekte Folge der MS-Erkrankung sein: Schmerzursachen und Schmerztherapien sind vielfältig. Sie sollten daher individuell mit dem behandelnden Neurologen besprochen werden. Dieser wird gegebenenfalls noch weitere Fachärzte hinzuziehen.

▶ Ergotherapie

Ergotherapie unterstützt und begleitet Menschen jeden Alters, die in ihrer Handlungsfähigkeit eingeschränkt oder von Einschränkung bedroht sind. Ziel ist, sie bei der Durchführung für sie bedeutungsvoller Betätigungen in den Bereichen Selbstversorgung, Produktivität und Freizeit in ihrer persönlichen Umwelt zu stärken. Hierbei dienen spezifische Aktivitäten, Umweltanpassung und Beratung dazu, dem Menschen Handlungsfähigkeit im Alltag, gesellschaftliche Teilhabe und eine Verbesserung seiner Lebensqualität zu ermöglichen.

(Definition: Ergotherapie des Deutschen Verbandes der Ergotherapeuten – DVE 08/2007)

MS-Betroffenen hilft die Ergotherapie, Bewegungsabläufe, insbesondere der Arme, trotz Einschränkungen so normal wie möglich zu gestalten. Es sollen damit Fehlbelastungen und/oder Fehlhaltungen vermieden oder behandelt werden, die zu Schmerz, Spastik und Fehlfunktionen führen. Jedem MS-Betroffenen mit Störungen der Feinmotorik wird empfohlen, sich ergotherapeutisch behandeln und beraten zu lassen. Neben Behandlungen der Motorik führen Ergotherapeuten u.a. auch Hilfsmittelanpassungen und ein Training zur Verbesserung der geistigen Leistungsfähigkeit und des Gedächtnisses durch.

Physiotherapie

Zur Behandlung der Spastik ist die regelmäßige Physiotherapie erforderlich. Verschiedene Methoden helfen, die Muskelspannung zu senken, die Bewegungsfähigkeit zu erhalten, die Koordination und Ausdauer zu stärken sowie die feinmotorischen Leistungen zu verbessern.
Dazu finden verschiedene aktivierende Hilfsmittel wie Bein- und Armtrainer, Stehtisch oder auch Rollstuhl Anwendung. Die Maßnahmen sind vielfältig und werden individuell an die Bedürfnisse des Patienten angepasst (vgl. Kap. Physiotherapie).

Auch durch klassische Massagen oder Unterwassermassagen können spastische Muskeln gelockert und Reflexkreise positiv beinflusst werden. Durch entspanntere Rückenmuskeln werden z. B. die kleinen Wirbelgelenke weniger aufeinandergepresst, wodurch weniger Schmerzen entstehen und die Spastik gleichzeitig gemindert wird. Lokale Wärme (Mikrowelle) kann auch muskelentspannend wirken, ebenso wie Fangoanwendungen (siehe Seite 28: Mikrowellen-Therapie / Wärmetherapie).

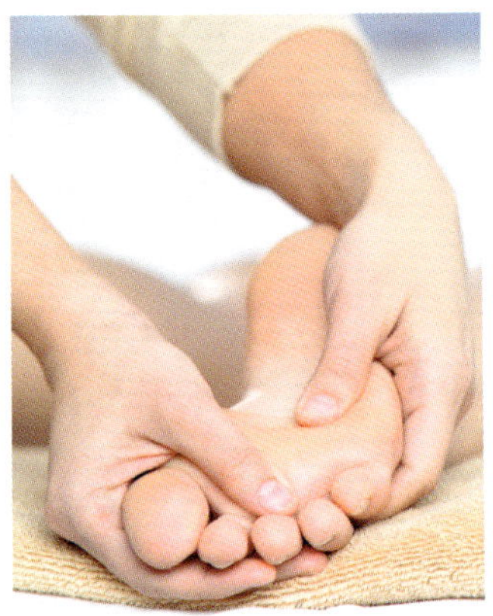

Repetitive transcranielle Magnetstimulation (rTMS)

Bei der repetitiven transcraniellen Magnetstimulation (rTMS) wird auf den Kopf eine Spule gelegt, die ein starkes Magnetfeld erzeugt. Dieses Magnetfeld löst in den darunterliegenden Hirnzellen elektrische Impulse aus. In der Diagnostik wird diese Technik mit Einzelimpulsen zur Messung von Leitgeschwindigkeiten motorischer Nervenfasern im Zentralnervensystem und peripheren Nervensystem verwendet.

Zur Neuromodulation werden dabei höhere Reizfrequenzen eingesetzt. Es liegen auch für andere Nervenerkrankungen Berichte über einen Nutzen vor.

In der sich an die rTMS-Sitzung unmittelbar anschließenden speziellen Bewegungstherapie kann der Patient die Bewegungen schneller und leichter durchführen, als vor der Behandlung. Auch die Spastik kann durch rTMS-Therapie in manchen Fällen gemindert werden.

Bei Multipler Sklerose mit zerebellärer Ataxie kann sich die feinmotorische Funktion der Hand unter rTMS verbessern (Koch 2008). Ähnlich wie bei anderen Rehabilitationsverfahren hängt die Wirkung von individuellen Faktoren ab und kann im Einzelfall nicht garantiert werden. Nebenwirkungen von rTMS sind selten und vorübergehend.

Nebenwirkungen

- epileptische Anfälle (sehr selten)
- Kopfschmerzen (bei unter 10 % der Patienten)
- unangenehme Missempfindungen während der Behandlung (mehr als 50 % der Patienten)

Kontraindikationen

- metallische Objekte im Kopf (ausgenommen Zahnprothesen)
- Herzschrittmacher
- Cochlea-Implantate
- sonstige akute Hirnerkrankungen
- neurochirurgische Eingriffe, die noch nicht lange zurückliegen
- Infarkte
- Epilepsie
- Schwangerschaft

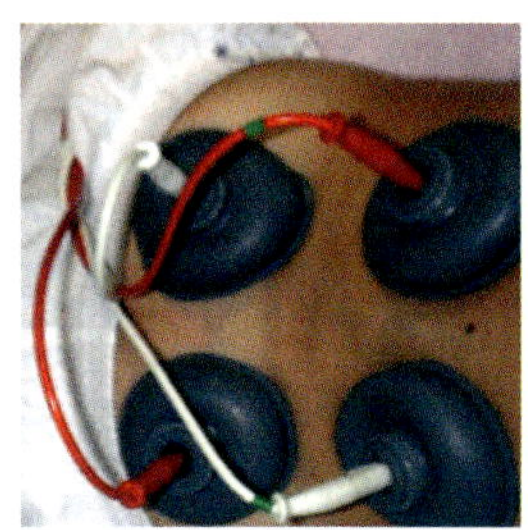
Abb. 15

Interferenzstrom nach Nemec

Der Interferenzstrom nach Nemec ist ein Verfahren der Physikalischen Therapie. Durch eine Elektrostimulation, die mittels zweier mittelfrequenter Wechselströme gering unterschiedlicher Frequenzen erfolgt, wird im Kreuzungsgebiet ein Interferenzstrom induziert. Das Verfahren wird bei schmerzhaften Muskelverspannungen, Periarthropathien und Arthrosen eingesetzt. Es wirkt schmerzreduzierend und durchblutungsfördernd.

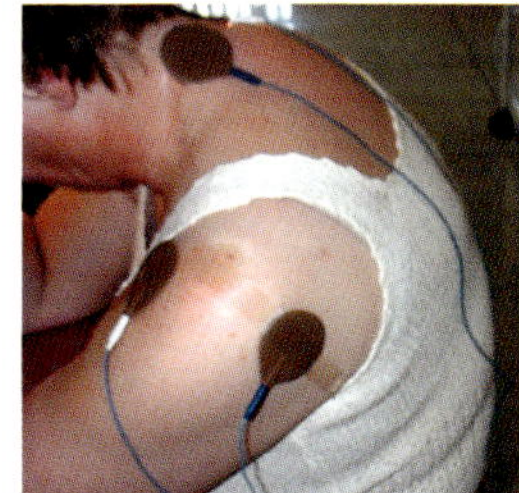
Abb. 16

Transkutane elektrische Nervenstimulation (TENS)

TENS ist eine bestimmte Form der Elektrotherapie und gehört damit auch zu den Verfahren der Physikalischen Therapie. Mittels TENS werden akute und chronische Schmerzen mit Reizstrom unterschiedlicher Frequenz behandelt. Bei lokalen muskuloskeletalen Schmerzen, wie Muskelverspannungen und chronischen Rückenschmerzen, kann die transkutane elektrische Nervenstimulation zur Schmerzlinderung beitragen. Ein entscheidender Vorteil der TENS-Therapie ist es, dass sich der Patient zu jeder Zeit selbst behandeln kann. Auch die elektrische Reizstärke kann an die „Tagesform" angepasst werden.

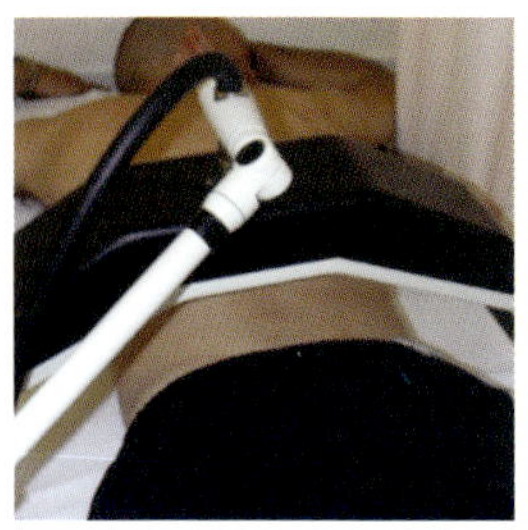
Abb. 17

Mikrowellen-Therapie / Wärmetherapie

Durch Mikrowellenstrahlung wird im Körper Wärme erzeugt, gezielt dort, wo man behandeln möchte. Das Verfahren dient so der Behandlung von chronischen Schmerzen des Bewegungsapparates wie sie als Folge von Spastik auftreten können, Schmerzen bei Gelenk- und Muskelzerrungen, Schmerzen nach Verletzungen und Operationen am Bewegungsapparat oder auch bei chronischen Entzündungen. Im Gegensatz zur Fangotherapie ist die mittels Mikrowellenbehandlung an den Körper übertragene Wärmemenge geringer. Gerade bei MS-Betroffenen, die unter einem sogenannten Uhthoff-Phänomen leiden, also unter einer temperaturabhängigen Verschlechterung von Funktionen, ist diese Methode von Vorteil.

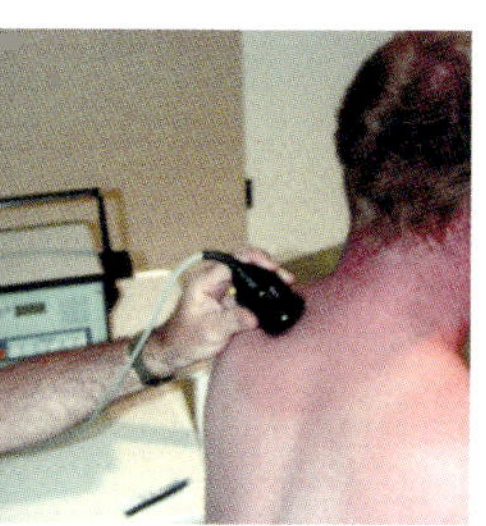

Abb. 18

Lokaler Ultraschall

Die Ultraschalltherapie ist eine Behandlung zur gezielten regionalen Erwärmung tiefer gelegener Gewebsschichten. Hochfrequente Ultraschallwellen wirken hier mit einer Frequenz von 800–3000 kHz auf Muskulatur, Sehnenansätze und Gelenke ein. Dabei wird der Schallkopf nach Aufbringen eines Kontaktgels (auch schmerzlindernde Gele und Salben können dazu verwendet werden) in kreisenden Bewegungen über das schmerzende Gebiet geführt. Dies führt zur Schmerzlinderung, entzündete Sehnenansätze werden „beruhigt", Gewebsverklebungen können sich lösen und dadurch sinkt die Muskelanspannung.

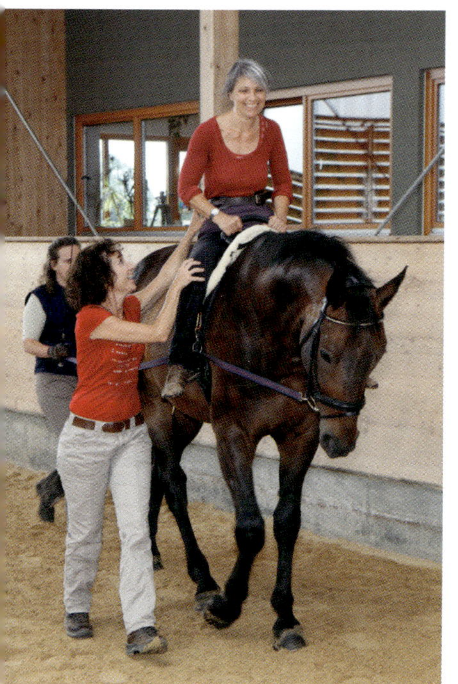

Abb. 19: Hippotherapie

Hippotherapie

Die Hippotherapie ist eine Form des Therapeutischen Reitens. Sie bezeichnet eine physiotherapeutische Einzelbehandlung mit und auf dem Pferd. Die Hippotherapie wirkt mit mehr als 100 dreidimensionalen Schwingungsimpulsen pro Minute über das in der Gangart „Schritt" geführte Pferd auf den aufrecht sitzenden Patienten. Die Therapie erfolgt nach den Durchführungsbestimmungen für die Hippotherapie des Deutschen Kuratoriums für Therapeutisches Reiten (DKThR). Dabei wird das Pferd am langen Zügel von einem hinter dem Therapiepferd gehenden Pferdeführer geführt. Ein speziell ausgebildeter Hippotherapeut und eventuell ein weiterer Helfer gehen neben dem Therapiepferd. Als Therapieziele der Hippotherapie zählen vornehmlich die Verminderung der Spastizität, die Kräftigung der Muskelkraft der rumpfnahen Muskulatur, die Verbesserung der Koordination und der Gleichgewichtskontrolle sowie die Schmerzreduktion.

Medikamentöse Therapie

Orale antispastische Therapie

Wenn die Behandlung von Triggerfaktoren (Auslöser) und Physiotherapie nicht mehr ausreichen, sind orale Antispastika oft hilfreich. Prinzipiell gilt dabei: so wenig wie nötig. Durch eine zu hohe Dosierung von Antispastika können die „Minussymptome" der Spastik verstärkt werden. Das heißt, die Beine können zu weich werden. Wenn man sich nicht sicher ist, ob die eingenommene Dosis der Medikation zu hoch ist, dann sollte in Absprache mit dem Arzt die Dosis verringert werden, bis der Betroffene (und evtuell dessen Physiotherapeut) spürt, dass die Spastik zu stark ist. Nicht selten kann die Dosis vermindert werden, ohne dass sich die Funktion verschlechtert.

Tab. 3: Zugelassene orale Antispastika

Substanz	Dosierung	Nebenwirkungen
Baclofen	bis 90–120 mg/Tag	Müdigkeit, Schwäche, Sedierung, Orthostase
Dantamacrin	maximal 4 x 50 mg (langsame Dosissteigerung!)	Leberschäden, Kopfschmerzen, Sprachstörungen, Krampfanfälle, Appetitlosigkeit, Übelkeit
Nabiximols (THC/CBD)	maximal 12 Sprühstöße/Tag	Schwindelanfälle, Müdigkeit
Tinazidin	bis 36 mg/Tag	Nausea, Mundtrockenheit, Sedierung, Schwindel, evtl. Gedächtnisstörungen

Die Symptomatik einer MS ändert sich oft über die Zeit, daher muss die Medikation immer wieder angepasst werden. Auch kurzfristige Änderungen sind denkbar, wenn z. B. jemand bei warmem Wettter weniger Spastizität spürt als bei kaltem. Dosisanpassungen sollten mit dem Arzt besprochen werden. Es kann sinnvoll sein, mit dem behandelnden Neurologen einen „Korridor“ abzusprechen, innerhalb dessen der Betroffene, je nach eigenem Befinden ohne weitere Rücksprache, die Medikation ändern kann.

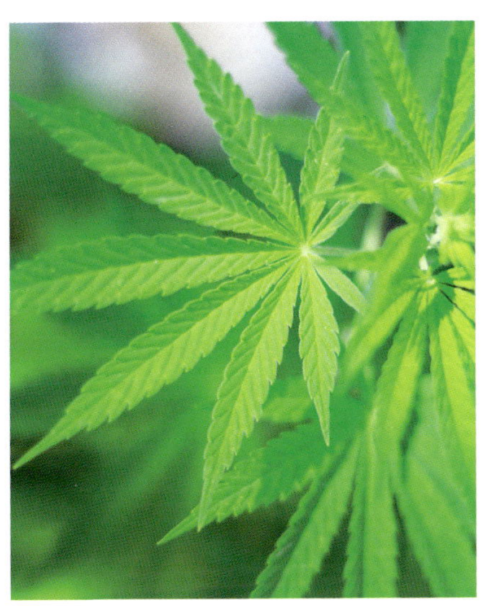

Nabiximols

Seit Juli 2011 ist Nabiximols zur Behandlung von Patienten mit mittelschwerer bis schwerer Spastik zugelassen, denen andere Antispastika nicht oder unzureichend geholfen haben. Das Fertigarzneimittel besteht aus zwei Wirkstoffen: THC (Delta-9-Tetrahydrocannabinol) und CBD (Cannabidiol). Diese pflanzlichen Cannabinoide stammen aus der Pflanze Cannabis sativa, der Hanfpflanze. Nabiximols unterscheidet sich von dem illegal erworbenen „Street Cannabis“ dadurch, dass es nur zwei Cannabinoide enthält und sich beide bezüglich der antispastischen Wirkung synergistisch verhalten, also gegenseitig verstärken. Das CBD bremst einige psychotrope Wirkungen des THC. Die dosierte Zufuhr über die Mundschleimhaut als Oromukosalspray mit Pausen zwischen den einzelnen Sprühstößen führt zu einem bis zu 60-mal niedrigeren Spiegel des THC als beim gerauchten Cannabis. Nabiximols ist kein Suchtmittel, macht auch kein Hochgefühl. Neben dem antispastischen Effekt hat es schmerzlindernde Effekte und es sind schlafverbessernde Eigenschaften beschrieben. Dies ist insbesondere für schmerzhafte nächtliche Spastiken von Vorteil.

Neurontin

In klinischen Studien wurde die Substanz Neurontin, ursprünglich ein Antiepileptikum, als wirksam zur Behandlung von Spastiken befunden. Bislang ist es aber nicht dafür zugelassen. Es ist möglich, Neurontin „Off-Label" zu verwenden. Damit der verordnende Arzt keine Regressforderungen bekommt, ist es sinnvoll, den Einsatz vom medizinischen Dienst der Krankenkassen genehmigen zu lassen. Leider wird ein Antrag auf „Off-Label"-Einsatz von Arzneimitteln oft negativ beschieden.

Botulinumtoxin-Therapie

Die Injektion von Botulinumtoxin in einzelne Muskelgruppen kann in bestimmten Fällen von Spastik sehr hilfreich sein. Diese Substanz wird in den betroffenen Muskel gespritzt und wirkt auf die dortigen Synapsen, indem sie die Freisetzung des Neurotransmitters Acetylcholin blockiert. Eine (steuerbare) Lähmung des Skelettmuskels, die reversibel ist und mit einer Tonusminderung, Schmerzreduktion und Funktionsverbesserung einhergeht, ist die Folge. Insbesondere, wenn einzelne spastische Muskeln funktionelle Beeinträchtigungen hervorrufen, kann Botulinumtoxin, in genau diese Muskeln gespritzt, zu einer Funktionsverbesserung und Schmerzreduktion führen. Ideal ist dabei eine gute Zusammenarbeit zwischen dem Physiotherapeuten und dem Neurologen, wobei der Physiotherapeut dem Arzt die Muskeln nennt, die für eine lokale Therapie mit Botulinumtoxin infrage kommen. Eine solche Therapie hält nur einige Monate an, dann muss nachinjiziert werden. Die „Treffsicherheit", dass der Arzt das Botulinumtoxin in die richtigen Muskeln spritzt, kann dadurch verbessert werden, dass die Muskeln mittels Ultraschall oder elektromyografischer Untersuchung identifiziert werden.

Fampridin

Im Herbst 2011 wurde Fampridin speziell zur Verbesserung der Gehfähigkeit für erwachsene MS-Patienten (EDSS 4–7), die ohne Hilfe nicht weiter als 500 Meter gehen können, zugelassen. Fampridin ist kein eigentliches Antispastikum, sondern ein Kaliumkanalblocker, der die Leitungsfähigkeit von partiell denervierten Nerven verbessert. Dadurch können neurologische Funktionen verbessert werden. Das betrifft vor allem das Gehen, aber auch das Sehen (besonders die Kontrastsensitivität) und andere Funktionen. Es ist aber nur zur Verbesserung des Gehvermögens zugelassen. Nicht alle MS-Erkranken sprechen darauf an, es gibt klare „Responder“ und „Non-Responder“. Deshalb sollte die Erstverordnung auf 2 Wochen begrenzt sein, da ein klinischer Behandlungserfolg im Allgemeinen innerhalb von 2 Wochen nach Behandlungsbeginn erkennbar sein sollte. Zur Beurteilung der Verbesserung nach 2 Wochen wird die Durchführung

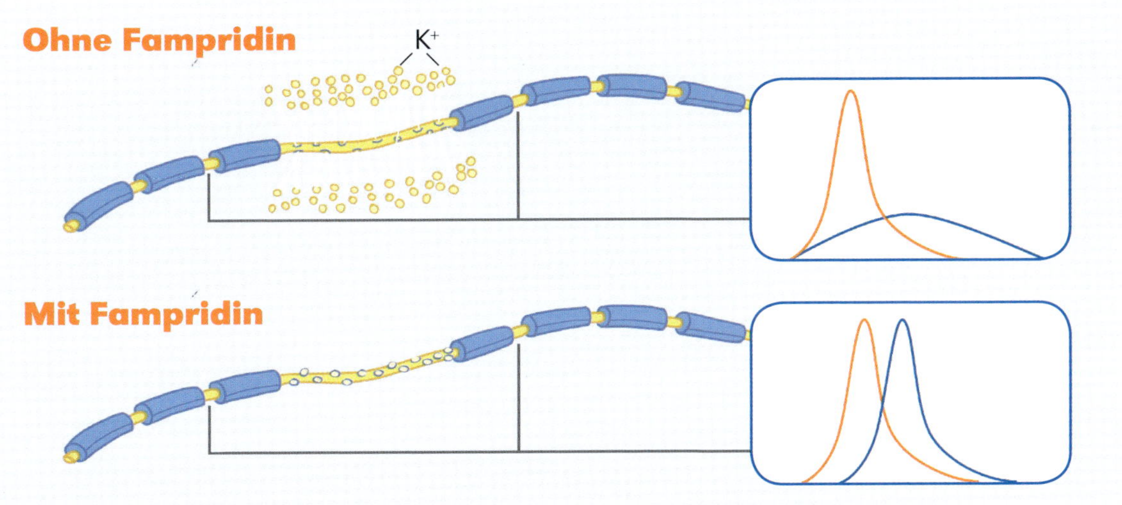

Abb. 20: Leitungsfähigkeit von partiell denervierten Nerven mit und ohne Fampridin

eines Gehtests mit Messung der Gehgeschwindigkeit, z. B. mit dem „Timed 25 Foot Walk"-Test (T25FW), empfohlen. Wenn keine Verbesserung beobachtet wird, sollte Fampridin wieder abgesetzt werden. Das Risiko, einen epileptischen Anfall zu erleiden, wird gering erhöht und bei Patienten mit eingeschränkter Nierenfunktion ist Vorsicht geboten.

Intrathekale Therapie mit Triamcinolonacetonid

Das Depot-Kortikosteroid Triamcinolonacetonid (TCA) wird unter Anwendung von atraumatischen Punktionsnadeln, wie auch bei der bekannten Lumbalpunktion, in den Liquor injiziert. Bei einer Lumbalpunktion wird die Nadel im unteren Bereich der Lendenwirbelsäule in den Spinalkanal eingeführt. Eine Verletzung des Rückenmarkes, vor der viele Angst haben, ist dabei unmöglich, da dieses deutlich höher endet (siehe Abb. 21).

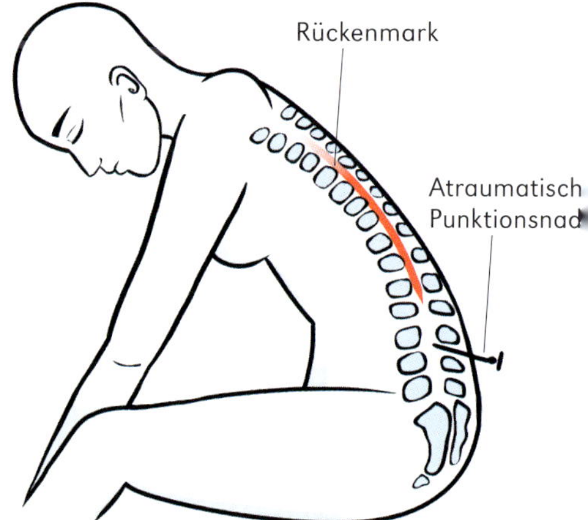

Abb. 21: Lumbalpunktion

TCA ist ein seit Jahrzehnten bekannter Wirkstoff. Die Behandlung erfordert neben einer eindeutigen Eignung des Patienten eine aseptische Umgebung und Vorgehensweise sowie praktische Erfahrungen und Qualifikation des behandelnden Arztes. Eine intrathekale Therapie mit TCA wirkt vor allem bei Herden im Rückenmark. Dabei ist die lokale Konzentration des Kortisons sehr hoch. Das TCA ist ein kristallines Kortison, dass sich langsam im Liquorraum auflöst. Es werden pro Injektion meist 40 mg gespritzt, damit ist die Gesamtdosis deutlich geringer als bei einer „normalen" intravenösen Therapie. Die Therapie kann u.a. spinale Symptome, Spastik, Paresen, Missempfindungen oder Blasenstörungen bessern.

Eine intrathekale Kortisontherapie wird initial meist mehrfach durchgeführt. Wenn eine Besserung von Symptomen auftritt, hält diese selten länger als 3 Monate an, sodass dann weitere Injektionen notwendig werden. Wenn auch niedrig dosiert, ist auch TCA ein Kortison, deshalb muss auf mögliche Nebenwirkungen u.a. auf den Knochen (Osteoporose) geachtet werden. Das intrathekale Kortison kann nicht nur Symptome bessern, es wirkt auch immunologisch. So wird die messbare Entzündungsreaktion im Liquor vermindert.

Intrathekale Baclofengabe zur Spastiktherapie

Wenn andere Behandlungen nicht ausreichend wirken oder sinnvoll sind, besteht die Möglichkeit der sogenannten intrathekalen Baclofen-Therapie. Hierzu wird eine Baclofen-Pumpe meist im linken Oberbauch unter der Haut implantiert. Ein Katheter führt unter der Haut von der Pumpe bis in den Liquorraum, sodass mittels der Pumpe kontinuierlich das Arzneimittel Baclofen in den Liquor abgegeben werden kann. Da alle Teile der Pumpe letztendlich unter der Haut sind, können so gut wie alle körperlichen Aktivitäten mit der Pumpe gemacht werden, z. B. Flugreisen, Schwimmen etc.

Vor der Implantation muss zunächst mittels einer Probebehandlung getestet werden, ob der Betroffene für dieses Verfahren infrage kommt. Bei einer solchen Probebehandlung werden 50 µg (bis maximal 200 µg) des Medikamentes (Baclofen) mittels einer Lumbalpunktion in das Nervenwasser gespritzt. Wenn es danach eine Phase gibt, in der die Spastik deutlich gebessert ist und die Behandlung gut vertragen wird, besteht die Indikation zur Implantation einer solchen Pumpe.

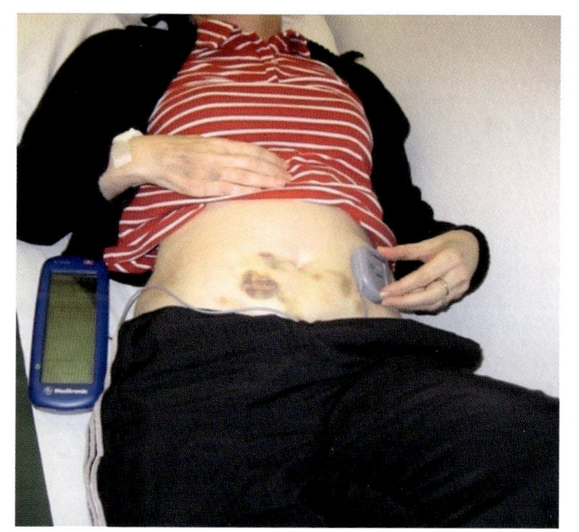

Abb. 22: Umprogrammierung mittels Telemetriegerät

Es gibt rein mechanische Pumpen, die je nach Größe und Abgabemenge alle 4–6 Wochen gefüllt werden müssen und elektronische, programmierbare Pumpen, die meist eine längere Laufzeit haben. Bei programmierbaren Pumpen kann die Abgabemenge des Baclofens durch einfache Umprogrammierung verändert und an die Spastik angepasst werden. Dazu wird ein Telemetriegerät verwendet (siehe Abb. 22). Der Kopf des Gerätes wird auf die Haut über der Pumpe gelegt. Durch entsprechende elektromagnetische Übertragung kann so die Tagesdosis angepasst werden. Es ist sogar möglich, Tagesprofile zu programmieren und z. B. die nächtliche Abgabemenge pro Stunde größer zu wählen als am Tag. Die programmierbaren Pumpen werden deshalb auch häufig bevorzugt.

In der Mitte der Pumpe ist ein Port, der durch die Haut angestochen werden kann. So kann die Pumpe unkompliziert gefüllt werden (siehe Abb. 23). Wie auch bei anderen (insbesondere pharmakologischen) Therapien der Spastik ist es möglich, dass Lähmungen zunehmen und einige Funktionen schlechter werden, wie Rumpfkontrolle, Stehfähigkeit oder Transferfähigkeit. Auch Störungen der Blasen- und Darmfunktion sind möglich. Deshalb ist es wichtig, mit der Probebehandlung alle Wirkungen des intrathekal verabreichten Baclofens abzuschätzen.

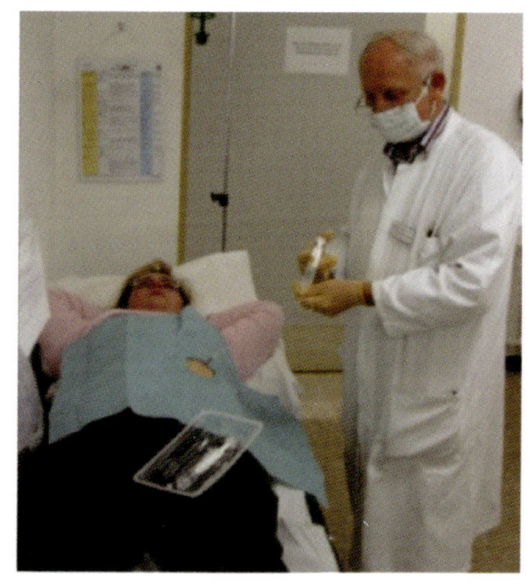

Abb. 23: Füllung der Pumpe über den Port

Die mechanische Stabilität der Pumpen ist sehr gut, mit den meisten Modellen können kernspintomografische Untersuchungen durchgeführt werden, ohne dass es zu Fehlfunktionen kommt. Es können jedoch Katheterdislokation (Lageänderung bzw. Verschiebung des Katheters) oder Brüche auftreten, ebenso sind Infektionen der Pumpentasche möglich (deshalb muss bei der Füllung auf steriles Arbeiten geachtet werden). Auch Liquorfisteln sind beschrieben.

Wenn trotz Pumpe und korrekter Füllung die Wirkung auf die Spastik nachlässt, dann müssen die Pumpe und der Katheter kontrolliert werden. Zur Kontrolle des Katheters ist es bei den meisten Pumpen möglich, über einen sogenannten Sideport (siehe Abb. 24) direkt in den Schlauch, der im Liquorraum endet, ein Kontrastmittel zu geben. Wenn das Kontrastmittel nicht im Liquorraum ankommt, sondern ein Depot an anderer Stelle bildet, liegt z. B. ein Katheterbruch vor und ein Neurochirurg muss diesen neu legen.

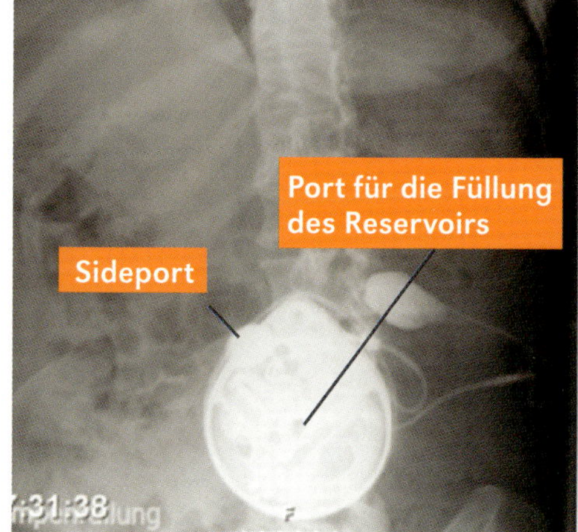

Abb. 24: Radiologische Kontrolle des Katheters (hier Diskonnektion des Katheters, erkennbar am Kontrastmitteldepot im Unterhautgewebe)

Selbstmanagement von Spastizität

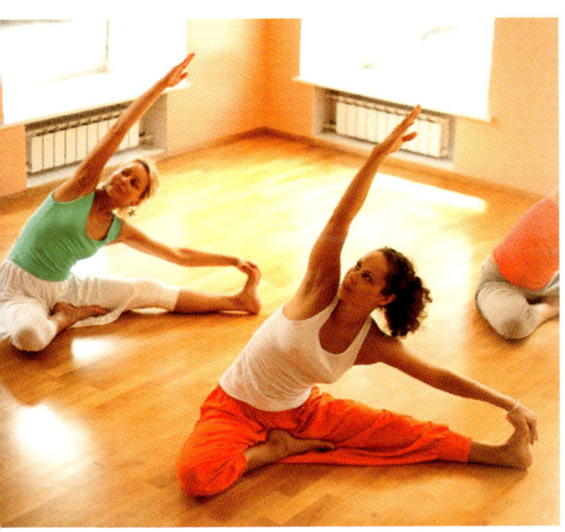

Um die Spastizität zu lindern, sollten Betroffene sich nicht allein auf Ärzte und Physiotherapeuten verlassen. Eigeninitiative hilft dabei, die Symptome der Erkrankung zu lindern und das Wohlbefinden zu steigern. Regelmäßiges Training, etwa auf dem Laufband oder dem Fahrrad, sorgt dafür, dass die Muskeln bewegt und der Tonus gesenkt werden. Dehnungsübungen tragen zusätzlich dazu bei, die Muskulatur zu lockern und zu entspannen. Lassen Sie sich von Ihrem Physiotherapeuten Übungen für zu Hause zeigen. Das Erlernen eines Entspannungsverfahrens wie Yoga, autogenes Training oder progressive Muskelrelaxation tut zudem Körper und Seele gut.

Eigeninitiative trägt zum Wohlbefinden bei

Tage und Wochen ziehen manchmal schnell vorbei. Oft behält man einen Eindruck der vergangenen Zeit, kann sagen, ob die Tage für einen persönlich eher gut oder weniger gut waren. Manchmal täuscht aber auch der Eindruck: Man hat das Gefühl, etwas passiert ständig, obwohl die Abstände zwischen den Ereignissen lang sind und umgekehrt. Oder man behält im Gedächtnis, eine Spastik war sehr intensiv und schmerzhaft, obwohl sie kurz und besonders schmerzhaft war und umgekehrt. Tritt eine Spastik auf, ist es für das Arztgespräch oft hilfreich, sich Datum, Dauer, Intensität, Situation und Symptome in den Kalender einzutragen. Kennt man seine Auslöser, kann man versuchen, sie zu vermeiden und damit die Spastik besser kontrollieren.

Wenn Sie unter Symptomen der Spastik leiden, sollten Sie Ihren Körper genau beobachten:

- In welchen Situationen trat das Symptom auf (bei der Arbeit, beim Sport, beim Einkauf, beim Kochen etc.)?
- Wie haben Sie sich gefühlt (emotional, traurig, glücklich etc.)?
- Wie war Ihr körperlicher Zustand (müde, schwere Beine, abgespannt etc.)?
- Wie waren Sie währenddessen gelagert (stehend, sitzend, Rollstuhl, Bett etc.)?
- Was haben Sie vorher unternommen oder erlebt?
- Lagen gleichzeitig andere Begleitsymptome vor, z. B. Schmerzen?

Eine frühe Diagnose und die Kenntnis der verstärkenden Faktoren ermöglichen es dem Arzt, effektive Behandlungs- und Bewältigungsstrategien einzuleiten. Neben der antispastischen Medikation können beispielsweise die Behandlung von Schmerzen und individuell auf den Patienten angepasste Hilfsmittel zu einer Reduzierung der Spastik führen oder Fehlstellungen der Gelenke verhindern.

Spastik, wie sie auch bei Multipler Sklerose auftritt, lässt sich gut behandeln. Neben der Physiotherapie und medikamentösen Maßnahmen ist die Mitarbeit des Patienten ein weiterer wichtiger Baustein für eine erfolgreiche Therapie.

Checkliste:

Spastizität früh erkennen

Die Symptome von Spastizität sind vielfältig. Oft werden sie von den Betroffenen nicht als solche wahrgenommen und bleiben unerkannt. Symptome ernst zu nehmen, ist sehr wichtig. Erst wenn Spastizität diagnostiziert ist, kann sie effektiv behandelt werden.

Diese Checkliste kann Ihnen dabei helfen, Symptome der Spastizität zu erkennen.

Ist Ihre Beweglichkeit im Alltag eingeschränkt?

1.	Fällt Ihnen das Gehen schwer oder haben Sie den Eindruck, besonders schnell erschöpft zu sein, wenn Sie gehen?	○ Ja	○ Nein
2.	Haben Sie Schwierigkeiten, Ihre Beine zu heben?	○ Ja	○ Nein
3.	Sind Ihre Muskeln häufiger verhärtet oder neigen Sie zu Krämpfen?	○ Ja	○ Nein
4.	Spüren Sie einen Widerstand, wenn Sie Gliedmaßen passiv bewegen – beispielsweise, wenn Sie Ihr Bein entspannen und es mit Hilfe der Hand, angewinkelt zum Körper ziehen?	○ Ja	○ Nein

5. Verspüren Sie eine Art Steifigkeit, ein Schwere- oder Spannungsgefühl? ○ Ja ○ Nein

6. Haben Sie das Gefühl, bestimmte Körperteile nicht in vollem Umfang bewegen zu können? ○ Ja ○ Nein

7. Haben Sie den Eindruck, eingeschränkt zu sein, in Geschicklichkeit und Geschwindigkeit Ihrer Bewegungen? ○ Ja ○ Nein

8. Sind Ihnen Fehlstellungen an körperlichen Extremitäten aufgefallen? ○ Ja ○ Nein

Leiden Sie unter Schmerzen?

9. Plötzliche starke Schmerzen ○ Ja ○ Nein

Situationen / Tageszeit: ______________________________

Körperregion / Intensität: ______________________________

Checkliste: **Spastizität früh erkennen**

10. Andauernde Schmerzen ◯ Ja ◯ Nein

Situationen / Tageszeit: ____________________

Körperregion / Intensität: ____________________

11. Kommt es wiederkehrend zu unwillkürlichen krampfartigen Bewegungen, die von Schmerzen begleitet sind? ◯ Ja ◯ Nein

(Häufig in Hüft- oder Kniegelenken)

Ist Ihr Schlaf gestört?

12. Fühlen Sie sich nach dem Schlaf oft nicht erholt? ◯ Ja ◯ Nein

Falls JA, was ist die Ursache?

- ◯ Ein- oder Durchschlafstörungen
- ◯ Ruhelose Beine
- ◯ Muskelkrämpfe
- ◯ Umdrehen im Bett nicht möglich
- ◯ Nächtlicher Harndrang
- ◯ Schmerzen

Ist Ihr Alltag beeinflusst?

		Ja	Nein
13.	Haben Sie tagsüber häufig starken Harndrang?	○ Ja	○ Nein
14.	Fällt es Ihnen manchmal schwer, den Harn zu halten?	○ Ja	○ Nein
15.	Haben Sie manchmal plötzlichen, schwer kontrollierbaren Stuhlgang?	○ Ja	○ Nein
16.	Benötigen Sie bei bestimmten Aktivitäten Hilfe, weil Ihre Arme, Hände oder Beine nicht gehorchen wollen?	○ Ja	○ Nein
17.	Haben Sie Beeinträchtigungen / Schmerzen beim Sexualverkehr?	○ Ja	○ Nein
18.	Sind Ihre Beschwerden täglich gleich in Intensität und Häufigkeit?	○ Ja	○ Nein

Sollten Sie einige Punkte mit „Ja“ beantwortet haben, möchten wir anraten, mit Ihrem Neurologen zu besprechen, ob diese Symptome möglicherweise auf eine Spastik zurückzuführen sind.

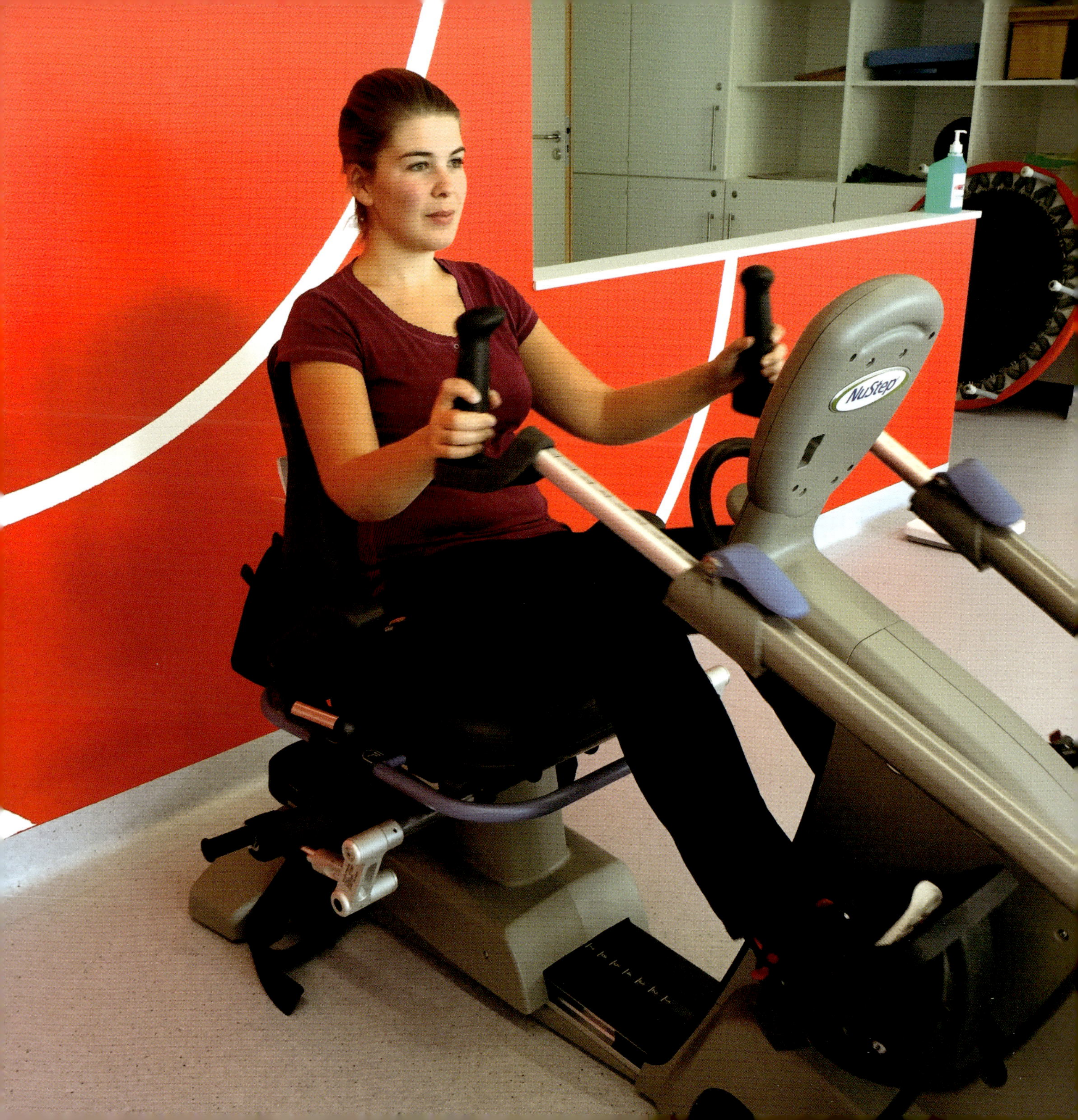
NuStep

Physiotherapie und Hilfsmittelversorgung

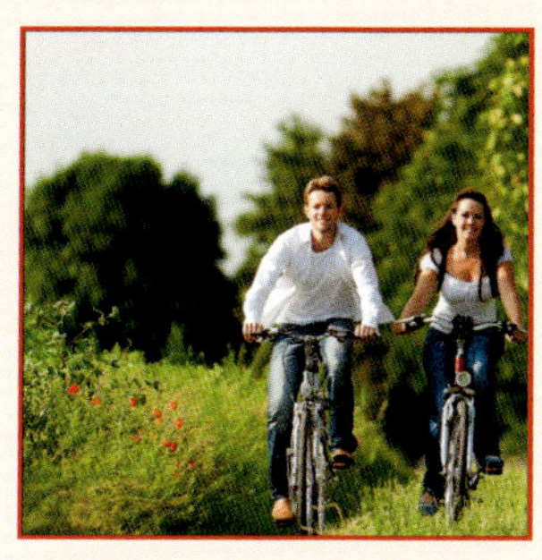

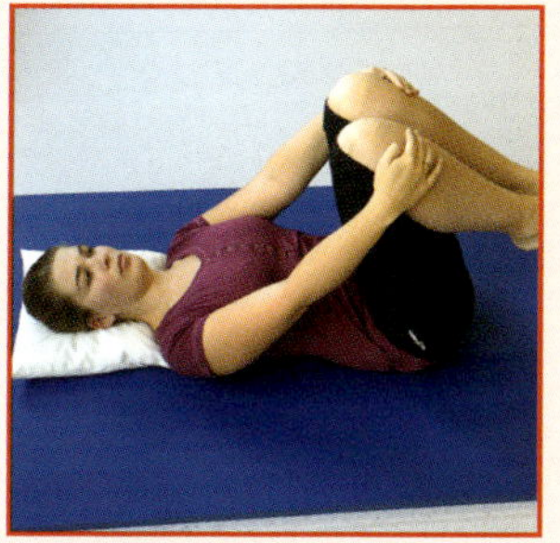

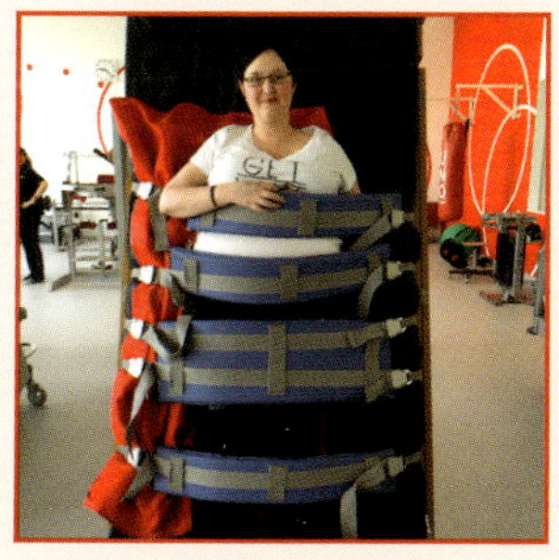

Physiotherapie bei Multiper Sklerose

Die Physiotherapie gestaltet sich bei Multipler Sklerose je nach Ausprägung und Stärke der vorliegenden Symptome unterschiedlich. Nicht jeder MS-Erkrankte wird die verschiedenen Schweregrade der Symptomatik durchlaufen. Bei leichtgradiger und mittelgradiger Symptomatik ist die Eigenaktivität des Patienten besonders wichtig.

Physiotherapie bei leichtgradiger Symptomatik (EDSS 1,0–4,0)

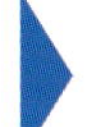

Bei leichtgradiger Symptomatik begleitet der Physiotherapeut den MS-Erkrankten durch Beratung und Tipps **zu sportlichen Aktivitäten sowie durch Anleitung zum Eigentraining**.

Spastizität wird im frühen Stadium getriggert (verstärkt) durch das Vorhandensein eines Minus-Syndroms: eine Schwäche, die an einem anderen Ort als die Spastik auftritt. Diese zeigt sich meistens im unteren Rumpf und ihr muss früh entgegengewirkt werden.

Der Schwerpunkt bei der Physiotherapie liegt auf:

- Verbesserung der allgemeinen Ausdauer des Herz-Kreislauf-Systems
- Steigerung der Belastbarkeit der muskulären Strukturen
- Aufbau von Stabilität im Rumpf

Die Stabilität im Rumpf ist die Voraussetzung für ein gutes Gleichgewicht und physiologische Bewegungsabläufe z. B. beim Gehen oder der Hantierfunktion der Arme.

✚ Es sind viele verschiedene Sportarten möglich

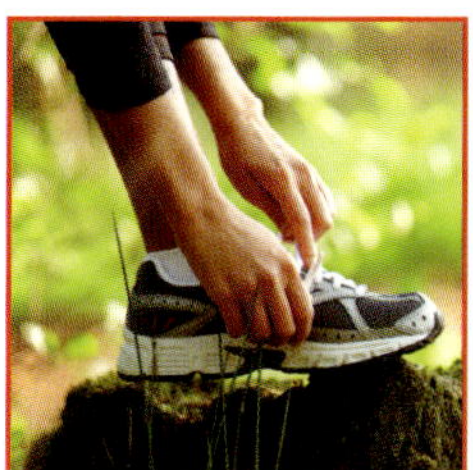
Joggen

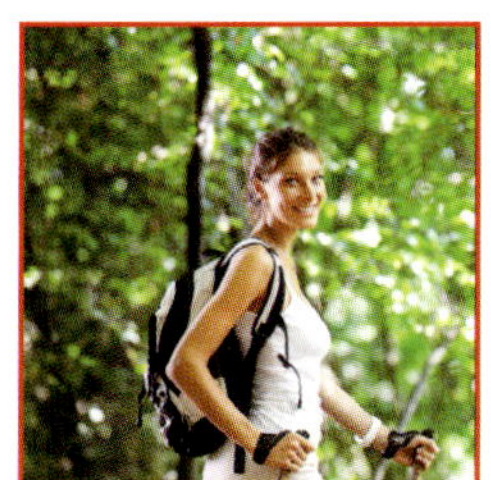
Wandern

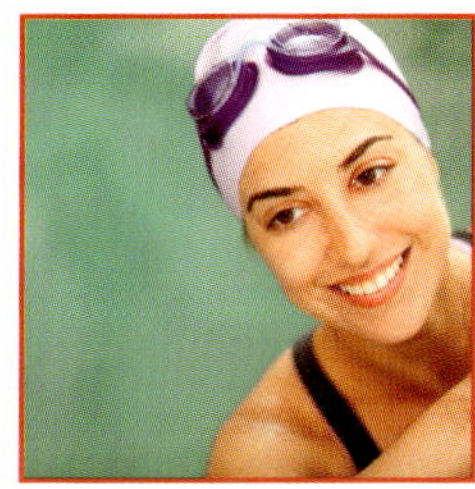
Schwimmen

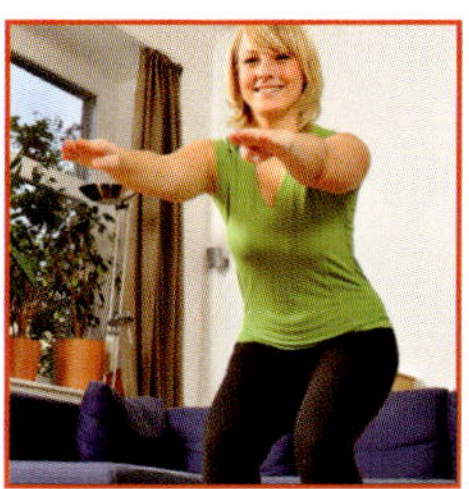
Wii-Konsolen mit Balanceboard

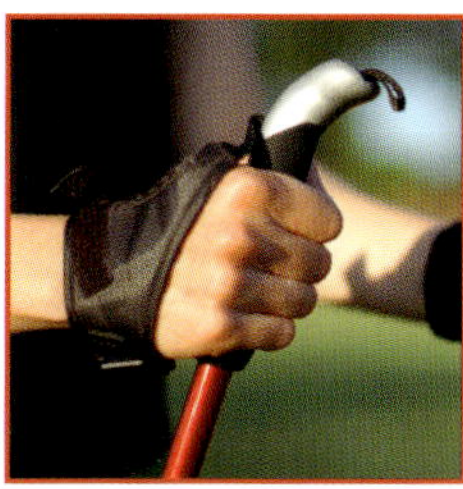
Nordic Walking

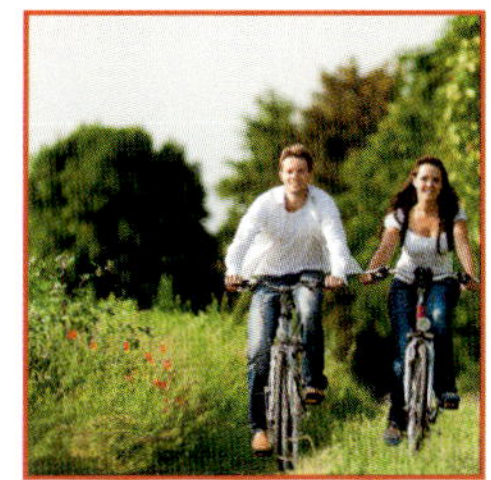
Fahrradfahren

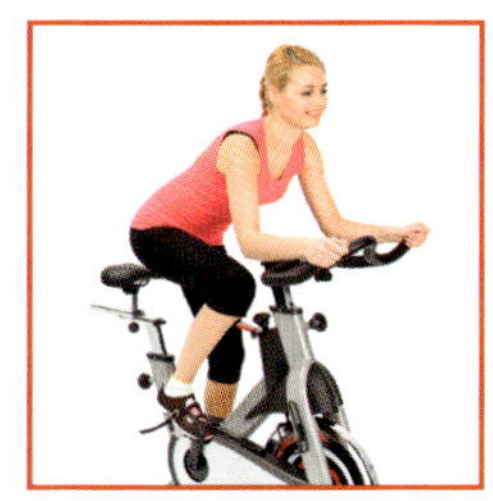
Ergometertraining

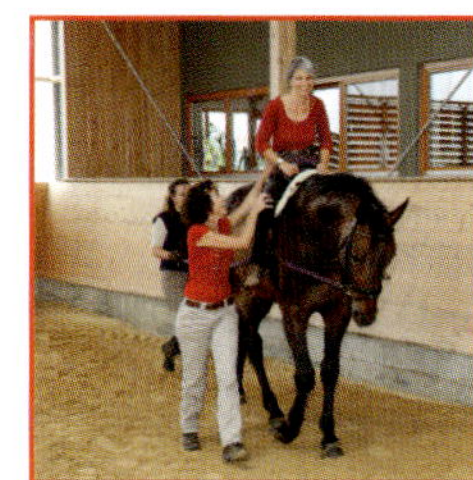
Hippotherapie

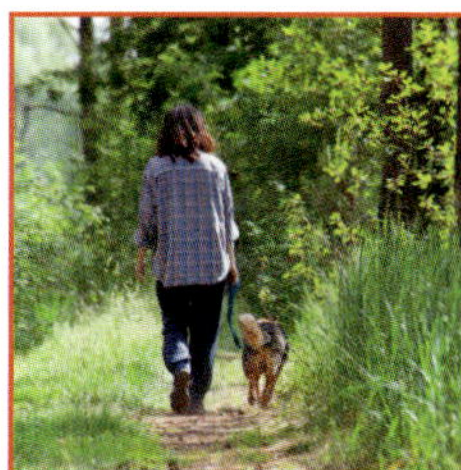
Spazierengehen

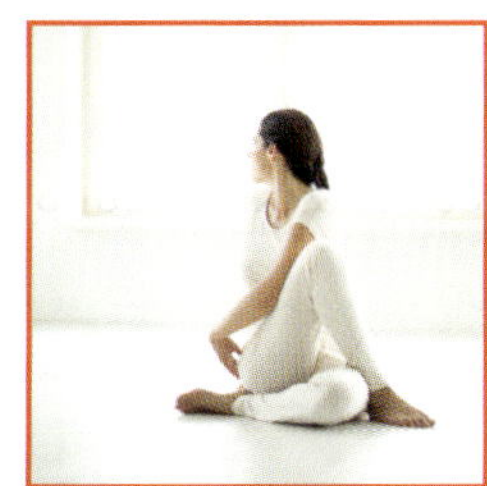
Yoga / Thai-Chi / Qigong

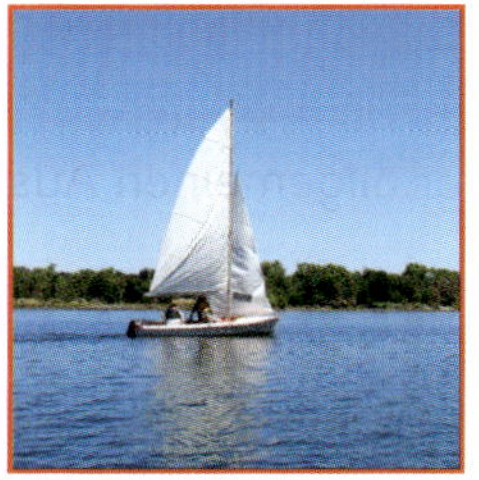
Physiosail
(Segeln für Menschen mit körperlichen Beeinträchtigungen)

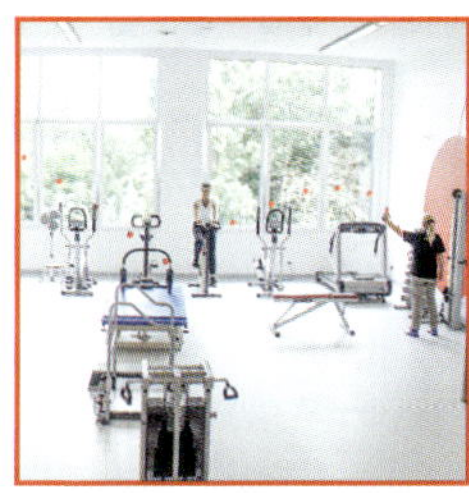
Medizinische Trainingstherapie
(Fitnesstraining unter professioneller Anleitung)

Je schwächer der Rumpf ist, desto mehr versucht der Körper Stabilität durch Verstärken einer vorhandenen Spastik aufzubauen. Spastik ist in ihrer Stärke aber nicht kontrollierbar und stört deshalb eine normale Bewegung.

> Bei allen Trainingsformen ist es wichtig, an seiner Belastungsgrenze zu arbeiten, um Fortschritte zu erzielen. **„Belasten, aber nicht überlasten."**

Eine Ermüdung nach dem Training ist normal, sollte aber nicht länger als 1–2 Stunden nach dem Training anhalten. So kann auch eine Überlastung vermieden werden. Aber: Auch wenn Sie sich einmal überfordert haben, haben Sie Ihre Belastungsgrenze besser kennengelernt und können sich beim nächsten Mal etwas zurücknehmen.

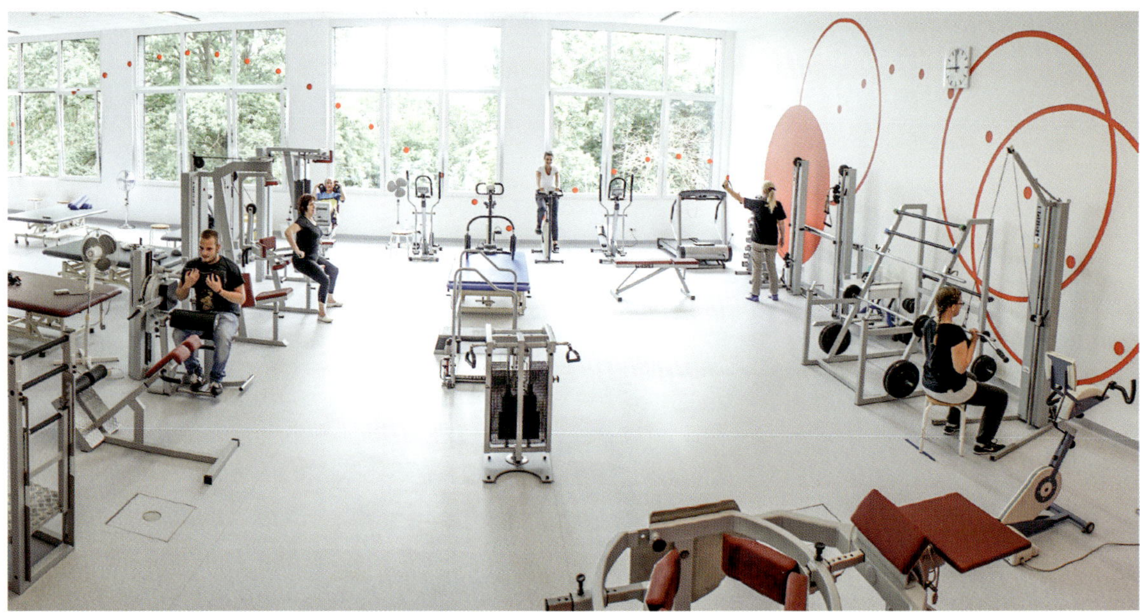

Auch Krankengymnastik an Geräten ist sinnvoll – Krankengymnastikhalle der DRK Kamillus Klinik

Physiotherapie bei mittelgradiger Symptomatik (EDSS 4,5–7,5)

Bei mittelgradiger Symptomatik steht die neurophysiologische Behandlung in der ambulanten **Physiotherapie** zusammen mit dem **Heimprogramm** im Vordergrund. In der ambulanten Physiotherapie sollten Bewegungsanalysen stattfinden.

Der Funktionserhalt im Alltag ist Schwerpunkt der Behandlung:

- Verbesserung der Gehfähigkeit
- Verbesserung des Gleichgewichts
- Verbesserung des Stehens
- Verbesserung des Transfers (Umsetzen von einer Sitzgelegenheit auf eine andere, Bewegungsübergänge vom Liegen zum Stehen, Drehen im Bett)

Ein Weg, um diese Ziele zu erreichen, ist die Tonusregulierung, also die Spastikreduzierung und der Aufbau von Muskelaktivität am Ort der Minussymptomatik (z. B. Schwäche unterer Rumpf, Kniebeuger, Fußheber). Die Übungen sollten alltagsrelevant sein und in Serien wiederholt werden.

Unterstützend wird häufig die **Manuelle Therapie** während der Physiotherapie eingesetzt, um die Strukturen von Gelenken, Muskeln und Nerven in ihrer Funktion zu optimieren.

Hier kann als Beispiel der spastische Fuß genannt werden:

Da die Fußknochen durch die manchmal schon frühen spastischen Züge im Fuß in ihrer Position zueinander verändert werden, kann die Muskulatur den Fuß in der Standbeinphase nicht ausreichend stabilisieren. Eine Korrektur der Knochenstellung kann die funktionelle Stabilität des Fußgelenks in der Standbeinphase beim Gehen verbessern und dem MS-Erkrankten damit das Gehen wieder erleichtern. Diese Korrektur kann mit Mitteln der Manuellen Therapie und eventuell einer Botulinumtoxin-Spritzung – durch den Facharzt – zur Verminderung der spastischen Züge erreicht werden. Falls die Manuelle Therapie durch Botulinumtoxin-Spritzung unterstützt wurde, ist eine gute Kommunikation zwischen dem Arzt und dem Physiotherapeuten zur Optimierung wichtig.

Das Heimprogramm

Der Physiotherapeut sollte mit dem MS-Erkrankten ein individuelles Heimprogramm erarbeiten. Das Heimprogramm sollte:

- einen festen Platz im Tagesablauf einnehmen, da es sonst vernachlässigt oder wegrationalisiert wird;
- nicht mehr als 5–10 Übungen enthalten, die regelmäßig ausgetauscht werden (viertel- bis halbjährlich);
- allein durchführbar sein, um die Unabhängigkeit zu fördern und die Wahrscheinlichkeit der Durchführung zu erhöhen;
- bei Berufstätigkeit auch Übungen im Sitzen oder Stehen enthalten, um diese während der Arbeit durchzuführen (und nicht erst, wenn man „geschafft“ zu Hause ankommt).

Übungen zur Tonusverbesserung und Spastikminderung

Hier einige Übungen als Beispiele zur Tonusverbesserung und Spastikminderung, die aber nur beispielhaft sein können:

Übung 1:

Päckchen

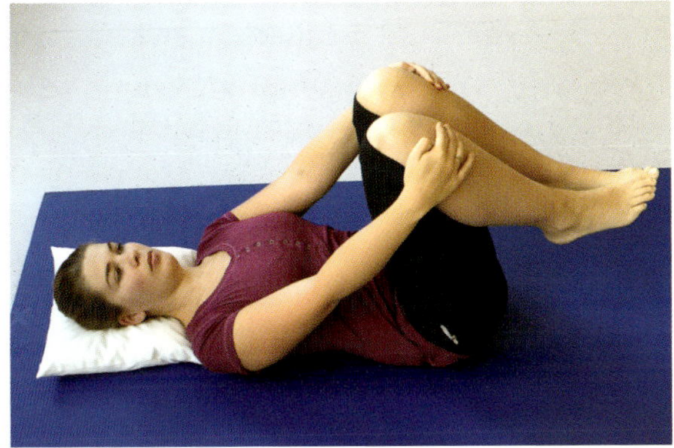

Ausgangsstellung

Endstellung

Legen Sie sich auf den Rücken, beide Knie sind angezogen. Die Hände umfassen die Knie, verschränken sich aber nicht. Versuchen Sie, die Knie soweit wie möglich in Richtung Brustbein zu ziehen und halten Sie diese dort 5 Sekunden. Danach die Beugung wieder auflösen, indem sie die Arme strecken; 2 Sekunden Pause. Wiederholen Sie diese Übung 10-mal. Während der gesamten Übung atmen Sie ruhig und gleichmäßig weiter.

Übung 2:

Dehnung der Wadenmuskulatur

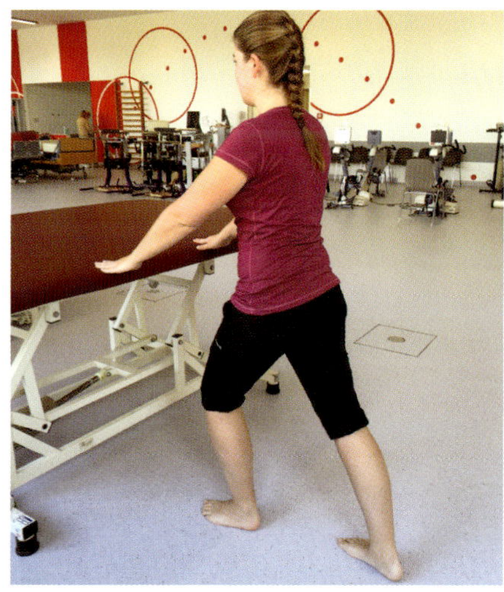

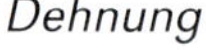
Dehnung

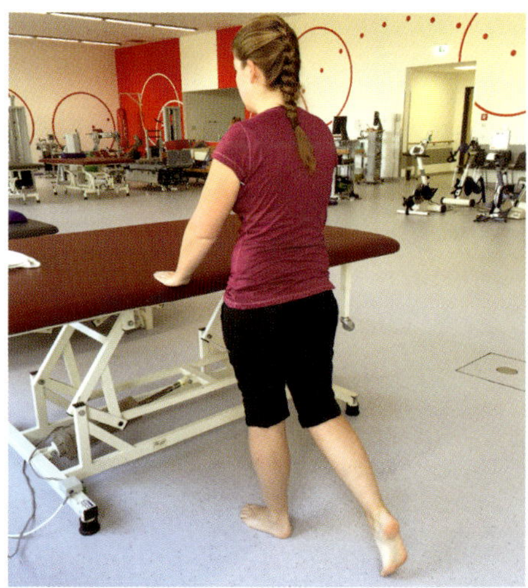
Entlastung

Stellen Sie sich in Schrittstellung und stützen Sie sich dabei mit Ihren Händen ab. Beide Füße zeigen parallel nach vorn. Verlagern Sie das Körpergewicht so weit nach vorn, bis Sie eine sanfte Dehnung in der Wade des hinteren Beines spüren. Achten Sie darauf, dass die hintere Ferse am Boden bleibt und der hintere Fuß nicht nach außen dreht. Halten Sie die Dehnung 5 Sekunden. Dann entlasten Sie die Wade wieder, indem Sie das Körpergewicht wieder in die Ausgangsposition verlagern und den hinteren Fuß kontrolliert nach vorne abrollen. Machen Sie 5 Sekunden Pause. Verlagern Sie das Gewicht jetzt wieder auf den hinteren Fuß und nehmen Sie die Dehnstellung ein. Führen Sie die Dehnung ca. 5-mal durch. Die Dehnung wird begünstigt durch gleichmäßiges Ein- und Ausatmen.

Übung 3:

Dehnung der hinteren Oberschenkelmuskulatur in Rückenlage

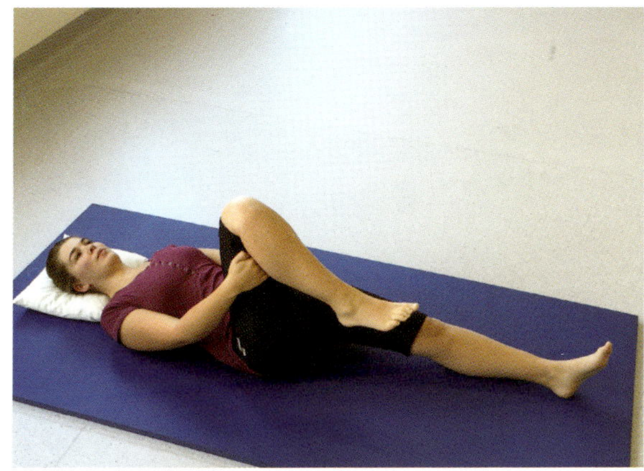

Entlastung

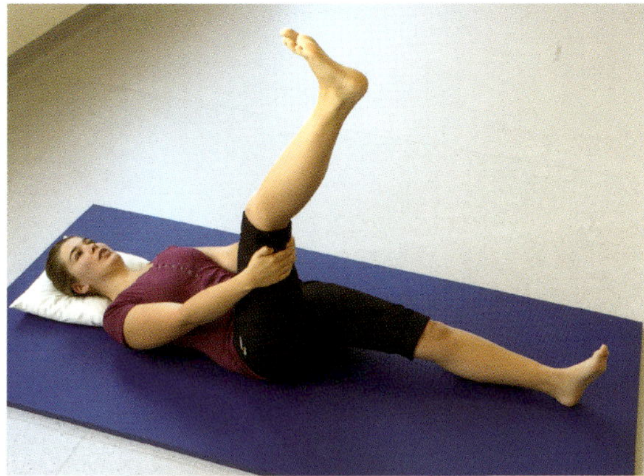

Dehnung

Legen Sie sich auf den Rücken und ziehen Sie ein Bein mit beiden Händen am hinteren Oberschenkel soweit es geht zum Oberkörper. Versuchen Sie nun, aus dieser Position die Ferse Richtung Decke zu bewegen (ohne dass sich der Abstand vom Knie zum Oberkörper vergrößert). Sie atmen während der Übung ruhig und gleichmäßig weiter. Dann entlasten Sie Ihre Oberschenkelmuskulatur wieder, indem Sie durch Kniebeugung das Bein wieder in die gebeugte Ausgangsstellung bringen. Wiederholen Sie diese Übung 5-mal.

Übung 4:

Dehnung der hinteren Oberschenkelmuskulatur im Sitzen

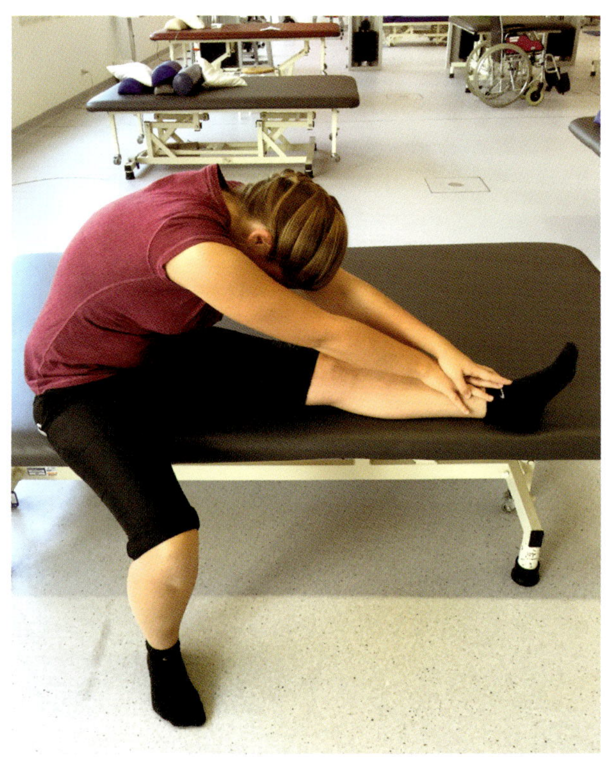

Dehnung

Setzen Sie sich auf ein Sofa oder ein Bett und legen Sie ein Bein hoch. Das andere Bein bleibt am Boden stehen. Dann legen Sie Ihre Hände auf das gestreckte Bein und beugen Ihren Oberkörper möglichst weit nach vorne, sodass Sie eine Dehnung im hinteren Oberschenkel spüren. Sie atmen während der Übung ruhig und gleichmäßig weiter. Dann entlasten Sie Ihre Oberschenkelmuskulatur wieder, indem Sie sich gerade aufsetzen und die Hände zurück auf die Oberschenkel führen.

✚ Hilfsmittel zum Erhalt der Mobilität

Bei mittlelgradiger Symptomatik wird auch die **Hilfsmittelversorgung** wichtig. Als Hilfsmittel für den MS-Erkrankten können Neurodyn-Zügel, Peroneusschienen, ein Gehstock, Unterarmgehstützen, ein Rollmobil, ein E-Rollstuhl oder ein Aktivrollstuhl eingesetzt werden.

Neurodyn-Zügel, **Toe-off-Schienen** und **Peroneusschienen** zur Verbesserung der Fußheberkontrolle können es möglich machen, erst einmal auf andere Hilfsmittel, wie ein Rollmobil, zu verzichten. Der **Gehstock** gibt dem MS-Erkrankten anfangs mehr Sicherheit, auf unebenem Gelände nicht zu fallen.

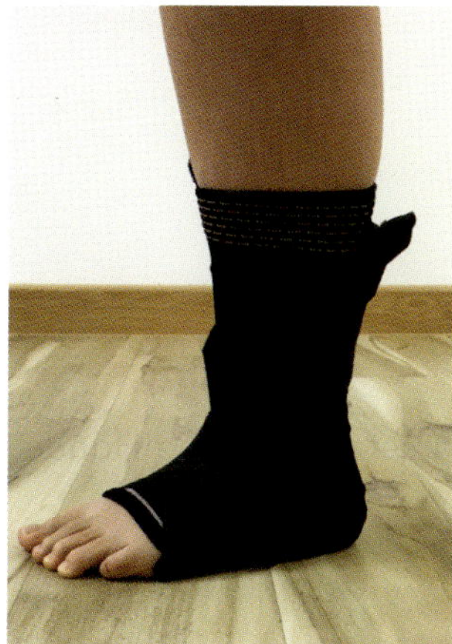

Neurodyn-Fußheberorthese

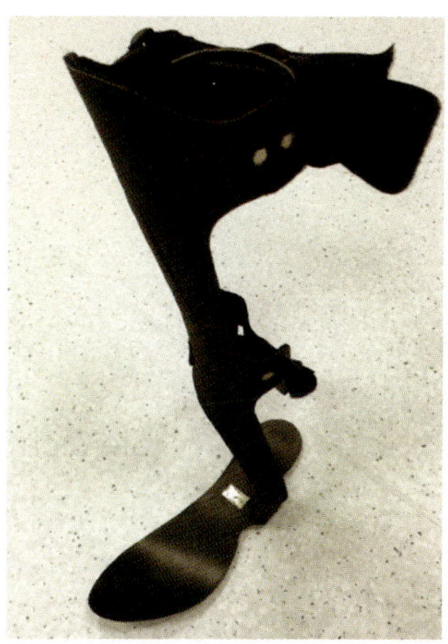

Toe-off-Schiene

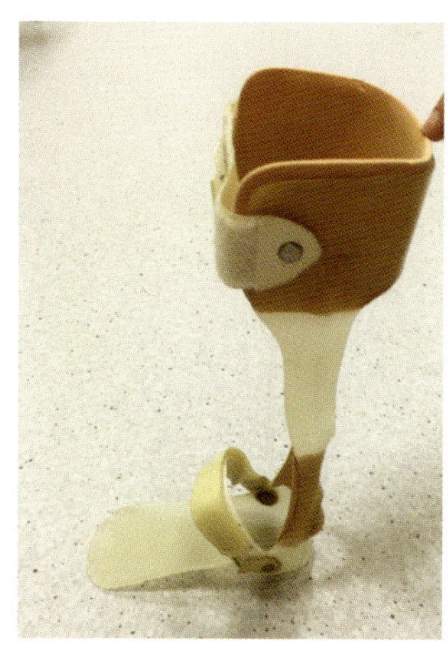

Peroneusschiene

Der **Rollator** mit integrierter Sitzfläche ersetzt die Suche nach einer Bank für eine Pause und erweitert den Aktionsradius. Zur Transporterleichterung kann es notwendig sein, einen Leichtgewicht-Rollator zu verwenden. Dieser erfordert aber, je nach Kasse, eventuell eine Zuzahlung.

Unterarmgehstützen sind besonders für ataktische MS-Erkrankte geeignet. Sie ermöglichen beim Gehen einen steten Wechsel von stabilisierenden und mobilisierenden Aktiviäten im Rumpf. Dies ist für ataktische MS-Erkrankte besonders wichtig, da sie zur Fixierung im Rumpf neigen. Ein Rollmobil würde diese Fixierung unterstützen.

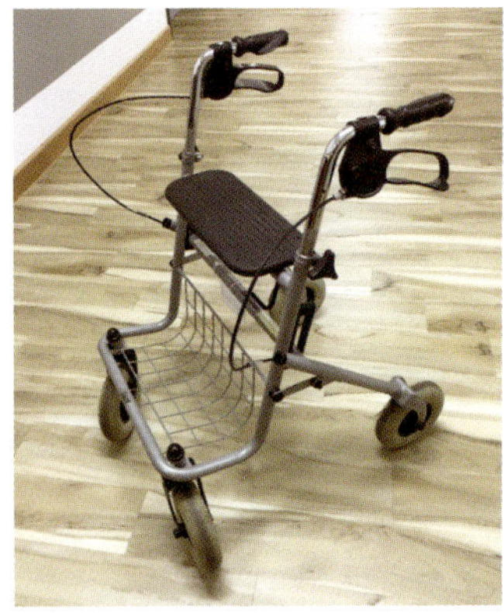

Rollator mit Sitzfläche
(ohne Korb und Tablett)

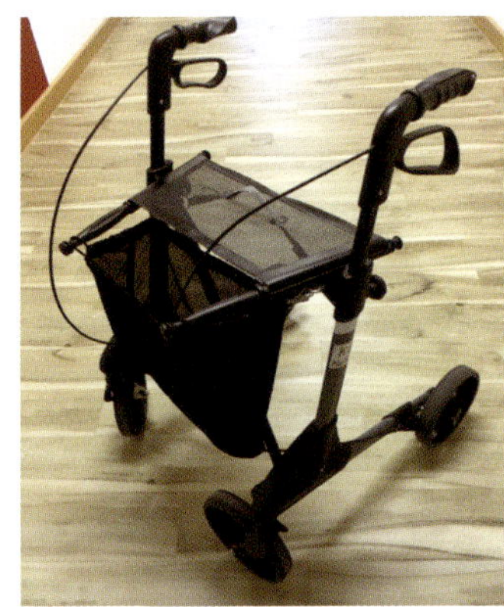

Leichtgewichtrollator

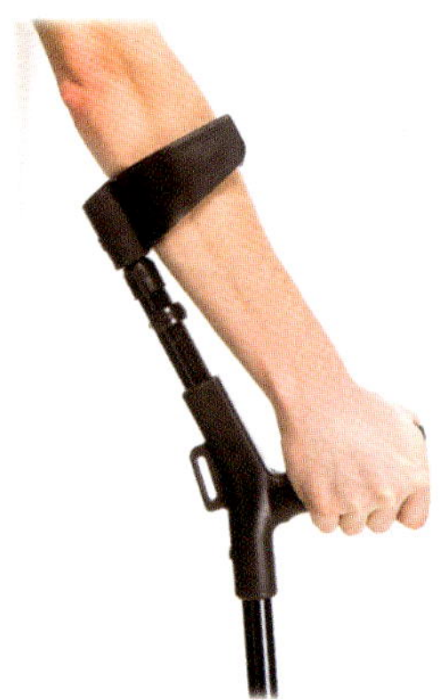

Unterarmgehstütze

Der **Rollstuhl** ermöglicht dem MS-Erkrankten, mit Freunden oder Verwandten längere Spaziergänge durchzuführen, die er gehend nicht mehr bewältigen könnte. Eine wesentliche Teilnahme an Aktivitäten im Alltag kann dadurch gewährleistet werden. Durch einen **E-Rollstuhl** wird die Selbstständigkeit und Mobilität des MS-Erkrankten erhalten, z. B. wenn Autofahren nicht mehr möglich ist.

> Ein früher Einsatz von Hilfsmitteln kann die Energie über den Tag erhalten und einer Überforderung entgegenwirken.

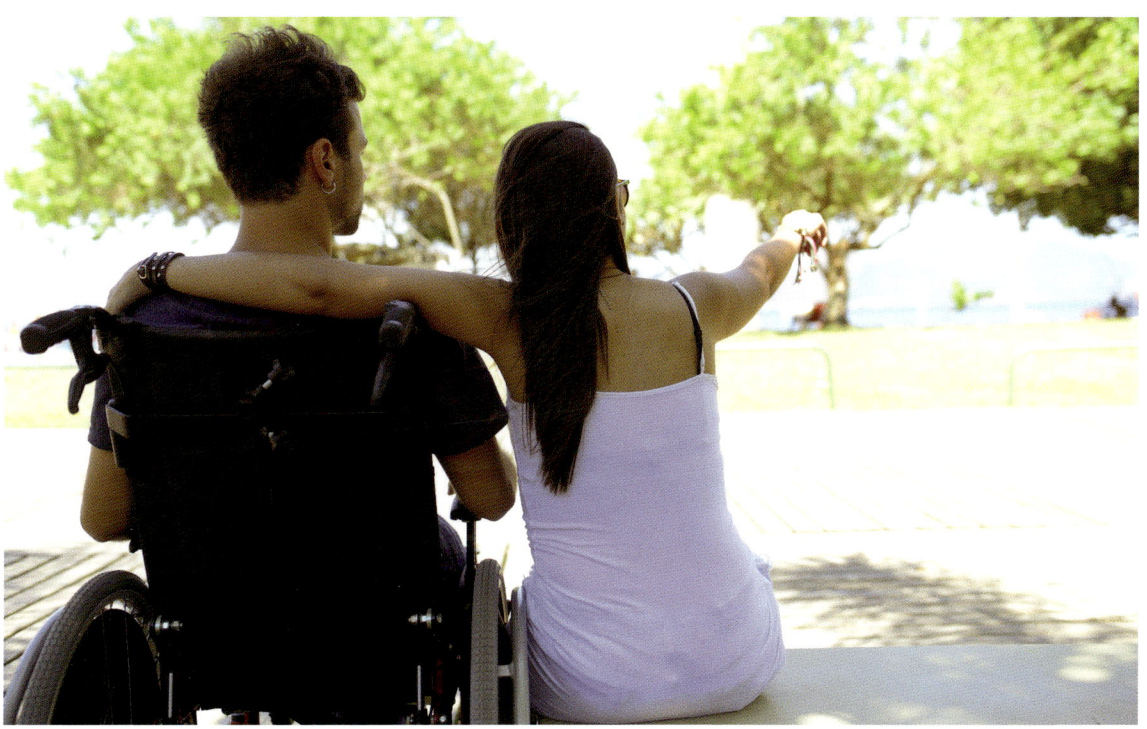

✚ Hilfsmittel für das Training zu Hause

Als Hilfsmittel für den MS-Erkrankten zu Hause sind Bewegungstrainer für die Arme und die Beine und / oder ein Balancetrainer oder ein Stehpult geeignet.

Beim **Bein- oder Armtrainer** (Bewegungstrainer) hat das Gerät einen „Spastikfühler" und kann bei auftretender Spastik durch Richtungswechsel der Tretrichtung reagieren. Außerdem kann der MS-Erkrankte jederzeit zwischen aktivem, assistivem und passivem Training wechseln.

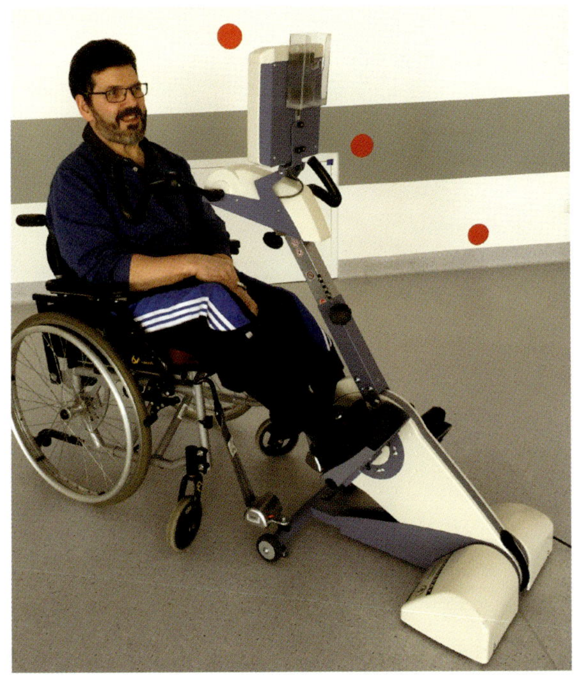

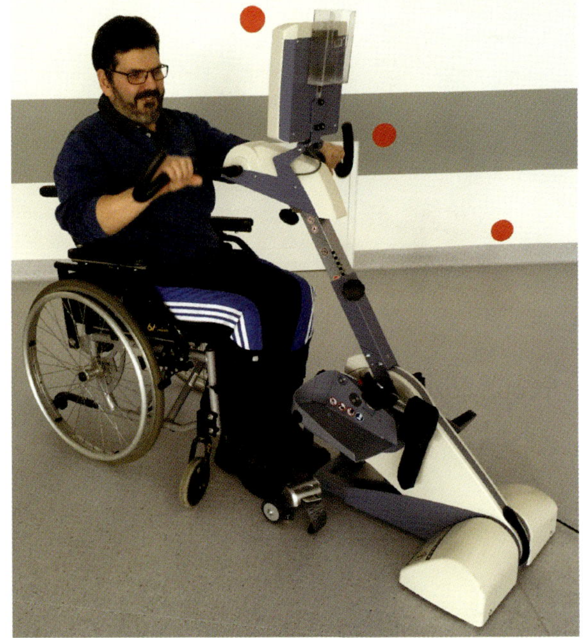

Bein- und Armtrainer

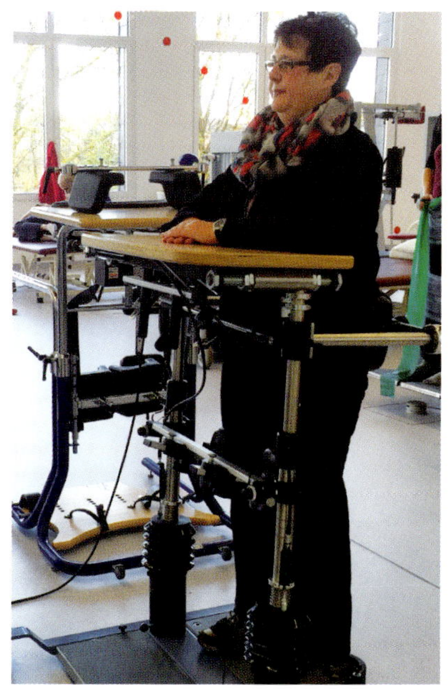

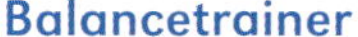

Balancetrainer

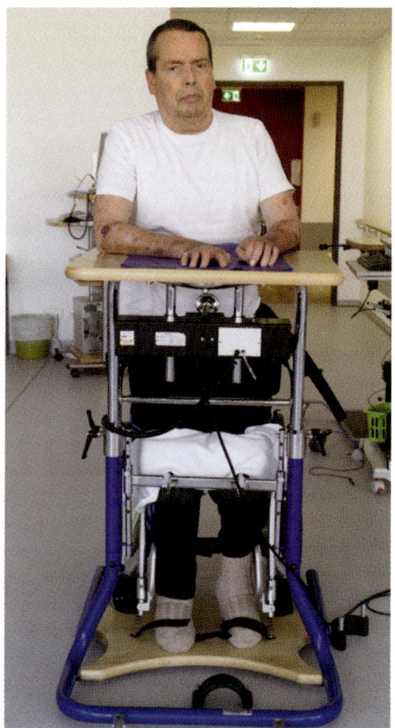

Stehpult

Beim **Balancetrainer** kann der MS-Erkrankte in einer fallsicheren Position sein Gleichgewicht schulen und gleichzeitig durch die Gewichtsverlagerung auf die Beine eine vorhandene Spastik vermindern. Der Balancetrainer hat im Gegensatz zum Stehpult Gelenke in seinen Standfüßen, wodurch Bewegung im Stehen und damit Gleichgewichtstraining möglich wird.

Das **Stehpult** verringert durch die längerfristige Gewichtsverlagerung auf die Beine eine vorhandene Spastik, fördert den Kreislauf, verhindert Kontrakturen und trägt zur Osteoporoseprophylaxe bei.

Der Bewegungstrainer, der Balancetrainer sowie das Stehpult haben durch das tägliche Training zu Hause einen enormen Einfluss auf die Spastik und können helfen, diese zu reduzieren.

+ Hilfsmittel in der physiotherapeutischen Behandlung

Hilfsmittel, welche die Therapie in der physiotherapeutischen Behandlung unterstützen, können ein **Laufband**, ein **Gangtrainer E-go**, ein **Nustep**, ein **Stehpult** oder ein **Stehbett** sein.

> Ambulante Physiotherapie sollte bei mittel- und schwergradiger Symptomatik zweimal pro Woche stattfinden. Sie kann ohne Therapiepausen vom Arzt durchgängig verordnet werden, da die Behandlung chronisch erkrankter Patienten außerhalb des Regelfalls nicht auf das Budget des Arztes angerechnet wird. Es sollte „KG-ZNS“ auf dem Rezept stehen, damit der Physiotherapeut spezielle neurophysiologische Behandlungskonzepte/-techniken verwenden kann.

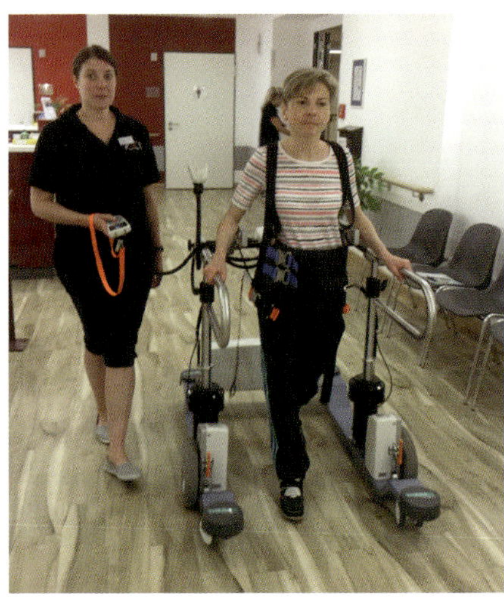

Gangtrainer E-go

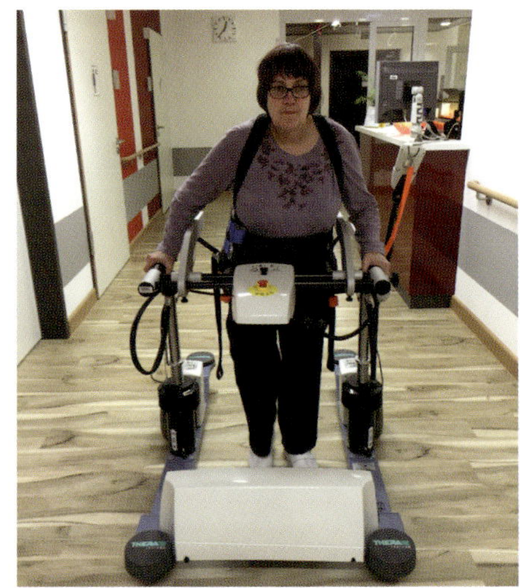

Gangtrainer E-go

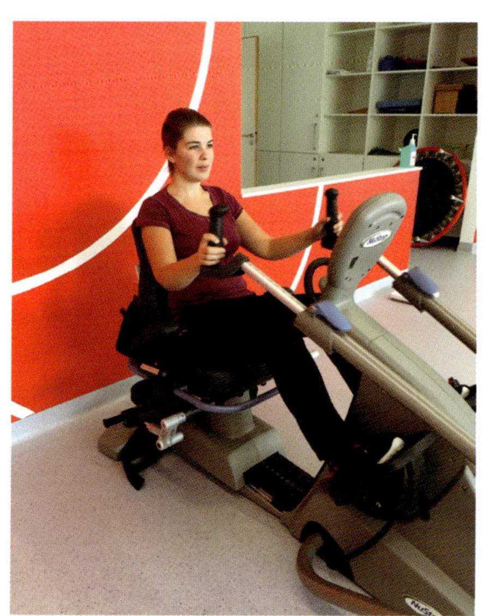

Nustep

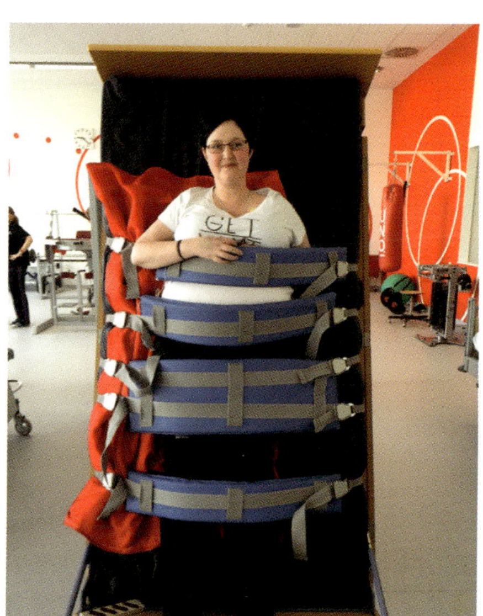

Stehbett

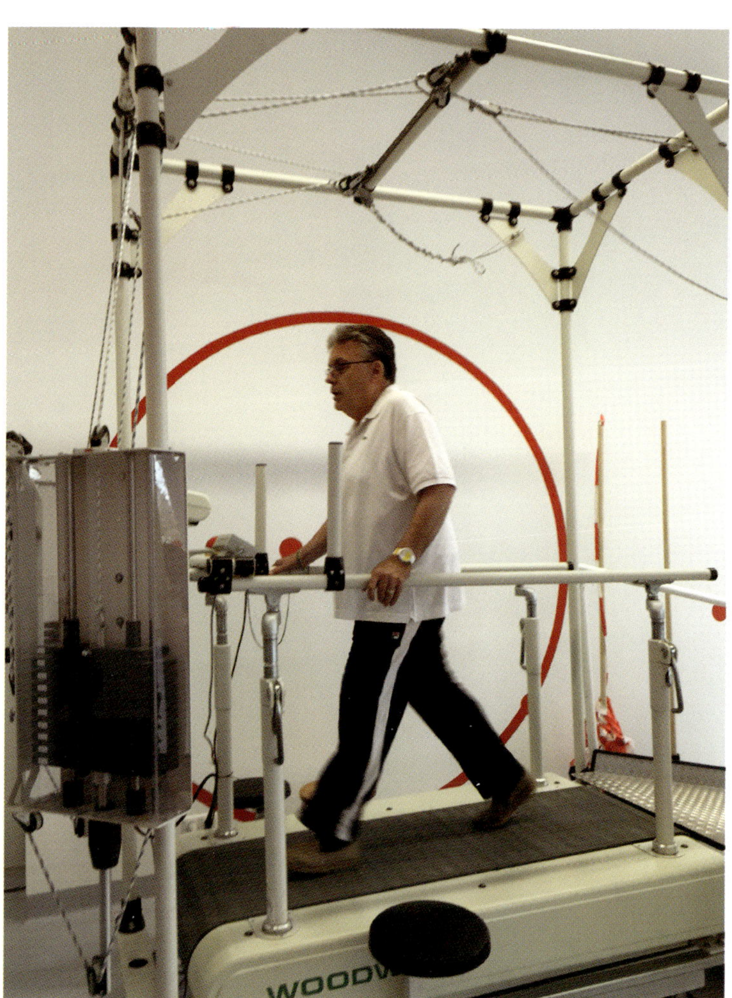

Laufband

Physiotherapie bei schwergradiger Symptomatik (EDSS 8,0–9,5)

Bei schwergradiger Symptomatik stehen der Erhalt der verbliebenen Aktivitäten zur bestmöglichen Teilnahme am Alltag, die Kontrakturbehandlung sowie die Atemtherapie im Vordergrund der physiotherapeutischen Behandlung.

Hier sind die Behandlungsergebnisse insgesamt entscheidend, damit so wenig Kontrakturen (Muskelverkürzungen durch spastische Züge) wie möglich vorliegen. Der MS-Erkrankte sollte bereits bei mittelgradiger Symptomatik über **atemtherapeutische Möglichkeiten** aufgeklärt worden sein, um seine Atemmuskulatur zur besseren Lungenbelüftung gezielter ansteuern zu können und Lungenentzündungen zu vermeiden. Geräte zur Kräftigung der Atemmuskulatur wie der **Y-Trainer** oder der **Triflow** und Übungen zur Atemvertiefung sind hilfreich.

Kontrakturgefährdete Muskeln sind an den Beinen die Hüftbeuger und Adduktoren (ziehen die Beine zueinander) und an den Armen die Brustmuskeln. Eine spastikhemmende Position ist die Lagerung in Seitlage (zum Schlafen oder als therapeutische Stellung). Bei schwerer Symptomatik wird die ambulante Physiotherapie meist als **Hausbesuch** zu Hause durchgeführt.

Die Anpassung eines **Lagerungsstuhls** kann notwendig sein, um die optimale Sitzposition zu gewährleisten und Folgeschäden durch Fehlhaltungen im Sitzen zu vermindern. Es können spezielle Sitzkissen eingesetzt werden, um Druckgeschwüre zu verhindern. Weiterhin können Seitenpelotten notwendig werden, um das mittige Sitzen ohne seitliche Abweichung zu gewährleisten.

Da durch das lange Sitzen im Rollstuhl der Beuge-Input gefördert wird, besteht die Gefahr, dass eine vorhandene Streckspastik in eine Beugespastik wechselt. Dieses gilt es im Vorfeld, durch Streck-Input in Standgeräten wie dem Stehpult und Ausgangsstellungen wie der Bauchlage, in der Therapie zu vermeiden.

> Die Eigeninitiative des MS-Erkrankten ist zu jedem Zeitpunkt eine wichtige Möglichkeit, um den Verlauf der Erkrankung positiv zu beeinflussen. Ein positive und selbstverantwortliche Einstellung hilft ihm dabei.

Übungen zur Kräftigung der Atemmuskulatur

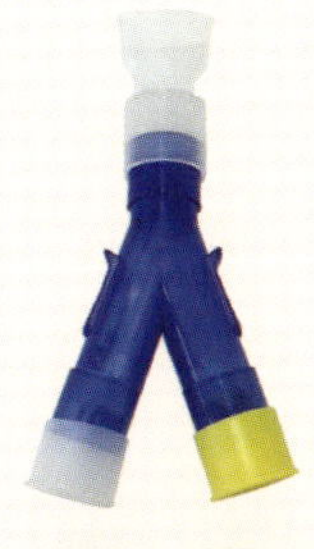

Y-Trainer

Der **Y-Trainer** ist ein Atemtherapiegerät mit verschiedenen Aufsätzen zur Verbesserung der Ein- und Ausatmung.

Durchführung:
Mundstück über die gesamte Übung im Mund behalten. Automatische Lenkung der Luft beim Ein- und Ausatmen durch das Gerät bei einem Atemzug. 5-mal wiederholen.

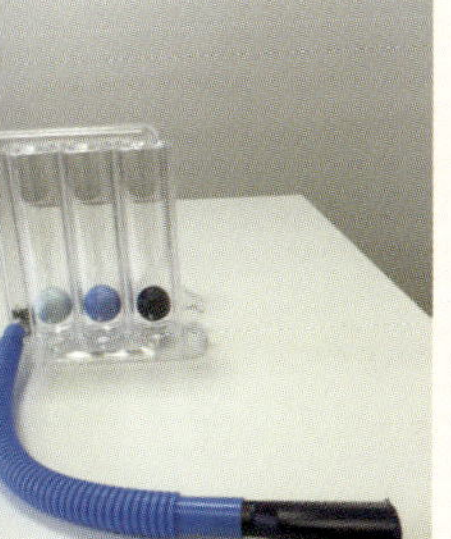

Triflow

Der **Triflow** ist ein Hilfsmittel zur Anregung einer maximalen Einatmung. Eine maximale Inspiration öffnet die kleinen Lungenbläschen und trägt zum Abtransport von Schleim bei.

Durchführung:
Ausatmen. Danach das Mundstück mit den Lippen fest umschließen und einatmen. Geringe Belastung, wenn eine Kugel hochgezogen wird. Jede weitere Kugel verstärkt die Einatemintensivität. Bei der anschließenden Ausatmung das Mundstück entfernen (vom Mund nehmen). Es hat sich eine Wiederholungszahl von 2-mal 5 Durchgängen bewährt.

Wo finde ich Hilfe?

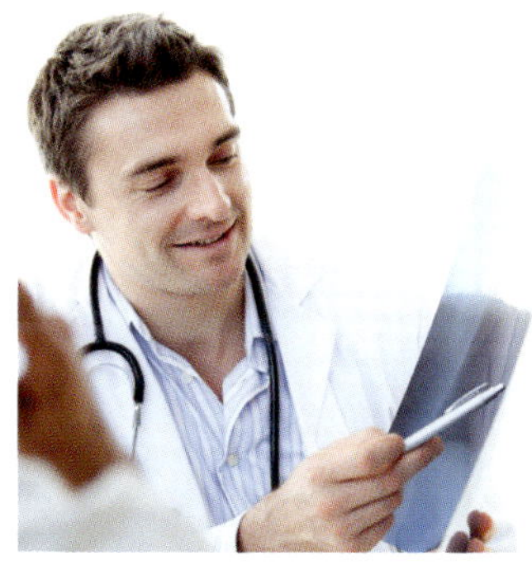

Arzt / Neurologe

Ihr behandelnder Arzt ist erster Ansprechpartner, wenn Sie eine beginnende Spastik aufgrund Ihrer Symptome befürchten. Er kann Ihnen Wege zeigen, die Symptome zu verbessern und Sie gegebenenfalls zur weiteren Abklärung der Ursache oder Therapie weiterleiten. In besonderen Fällen kann er Sie auch an eine Spezialambulanz für Menschen mit Spastik überweisen.

Krankenhaus / Rehaklinik

Einige Krankenhäuser bieten Spezialambulanzen für Menschen mit Spastik. Hier findet man nicht nur eine gute Beratung und Hilfe, sondern auch ein breites Behandlungsspektrum: von der Physiotherapie über die medikamentöse Therapie bis hin zur intrathekalen Baclofentherapie. Auch eine Rehabilitationsmaßnahme ist für Menschen mit Spastik empfehlenswert und verspricht eine deutliche Besserung der Symptome.

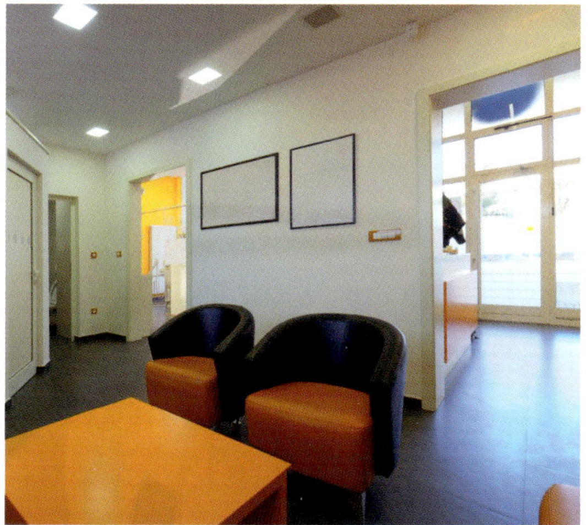

Physiotherapeut

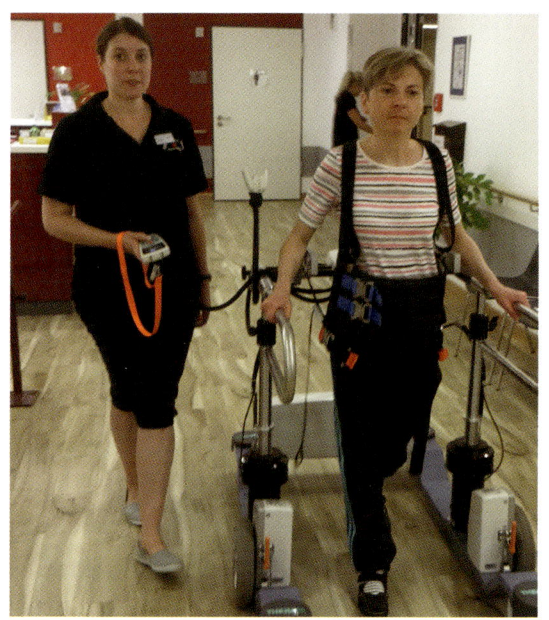

Der Physiotherapeut erfasst in einem ausführlichen Befund die Ist-Situation des MS-Erkrankten und erstellt in Zusammenarbeit mit dem MS-Erkrankten einen Behandlungsplan zum Erhalt und zur Wiederherstellung von Funktionen im Alltag. Dieser Befund wird regelmäßig überarbeitet und aktualisiert. Physiotherapeuten können nach ihrer dreijährigen Ausbildung durch spezielle Kurse die Qualifikation zur Behandlung von neurologischen Patienten erwerben.

Ergotherapeut

Der Ergotherapeut versucht Menschen, die durch eine Krankheit beeinträchtigt sind, wieder angemessen in den Alltag einzugliedern. Menschen mit einer Spastik lernen, wie man trotz Einschränkungen durch die Spastik, Tätigkeiten wie Anziehen, Körperhygiene oder Essen verrichten kann, vielleicht auch unter Einsatz spezieller Hilfsmittel. Eine Ergotherapie bekommen Sie bei Bedarf von Ihrem Arzt verordnet.

Selbsthilfegruppen

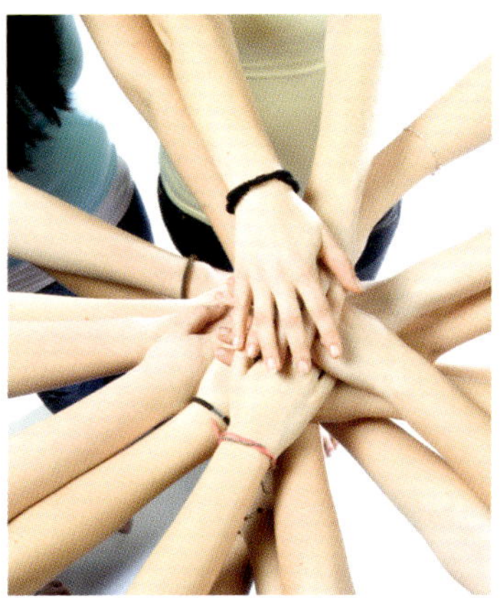

In einer Selbsthilfegruppe treffen sich Menschen, die unter den Folgen einer Erkrankung zu leiden haben, zum persönlichen Austausch mit Gleichgesinnten. Eine starke Gemeinschaft kann auch politisch etwas bewegen und möglicherweise Missstände im Gesundheitswesen verbessern. Inzwischen gibt es viele, sehr hilfreiche Selbsthilfegruppen der Deutschen Multiple Sklerose Gesellschaft (DMSG). Die DMSG-Landesverbände bieten neben regelmäßigen Gruppentreffen auch kompetente Beratung und weitergehende Unterstützung an.

Ernährungsberatung

Es gibt bis heute keine wissenschaftlich fundierte MS-Diät. Die Ernährungsempfehlungen zielen derzeit vorrangig auf eine Beeinflussung des Entzündungsgeschehens ab. Dabei stehen die richtige Wahl der Fette sowie Vitamine und Spurenelemente, die sich möglicherweise positiv auf die Entzündungs- und Immunprozesse auswirken können, im Mittelpunkt. Außerdem trägt die richtige Kost dazu bei, dass Begleitsymptome wie Blasen- und Darmprobleme oder Osteoporose verringert werden. Schulungen zur Ernährungsberatung durch eine ausgebildete Fachkraft werden oft in der Arztpraxis, von Krankenkassen oder DMSG-Selbsthilfegruppen angeboten.

Schulungen / Lebensstilinterventionen

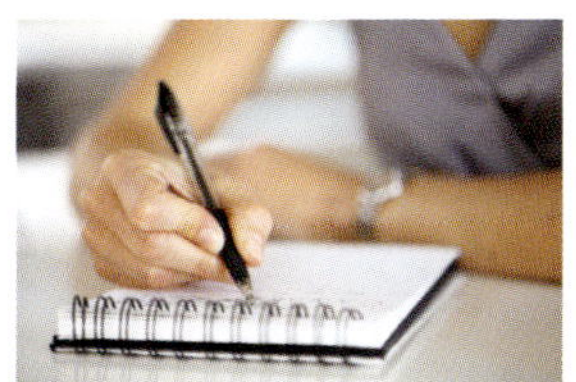

Für eine chronische Erkrankung gilt: Je besser man über die Erkrankung aufgeklärt ist, umso besser kann man durch das eigene Verhalten Einfluss auf die Krankheit nehmen. Ob durch gesunde Ernährung, Stressmanagement, Rauchstopp oder Bewegung – Lebensstilinterventionen wirken sich auf das eigene körperliche und psychische Wohlbefinden positiv aus. Einer Spastik und möglichen Folgeschäden kann man durch ein aktives, bewegungsfreudiges Leben in gewissem Maße vorbeugen. Schulungen zu Lebensstilinterventionen werden oft von den Landesverbänden der DMSG und in einigen MS-Schwerpunktpraxen oder Kliniken mit MS-Schwerpunkt vorgenommen.

Die Inhalte einer solchen Schulung sind u.a.:

- Krankheitsverständnis und Grundlagen zu Therapiemöglichkeiten
- Vorbeugung, Erkennung und Behandlung von Symptomen
- Krankheitsbewältigung und gesundheitsfördernder Lebensstil
- Hilfe und psychologische Unterstützung bei der Krankheitsverarbeitung
- Stressbewältigung und / oder Entspannungstraining
- Motivation zur Mitwirkung und Eigenverantwortlichkeit bei therapeutischen Maßnahmen
- Spezielle Schulungen nach Bedarf (z. B. Spritzenschulung, Kontinenzberatung)

Wer übernimmt die Kosten?

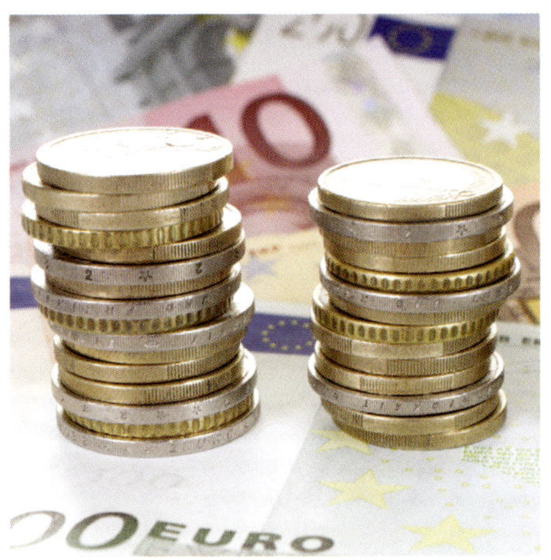

Wir haben Ihnen in diesem Ratgeber viele therapeutische Möglichkeiten und Hilfen aufgewiesen: von der medikamentösen Therapie über physiotherapeutische Verfahren bis hin zur Hilfsmittelversorgung. Sofern Sie unter Spastizität leiden, ist häufig eine interdisziplinäre Behandlung nötig. Einige der möglichen und wirksamen Medikamente und Therapien bei Spastizität sind vielleicht auch nicht für die Behandlung in dieser Indikation zugelassen oder werden von der Krankenversicherung nicht als solche anerkannt.

Dabei stellt sich direkt die Frage: Wer übernimmt die Kosten der Therapien und Hilfsmittel? Wer hilft, wenn zu Hause – kurzfristig oder auch dauerhaft – Hilfe und Unterstützung benötigt wird?

Der Kostenträger ist nicht immer eindeutig und von der jeweiligen Lebenssituation des Betroffenen abhängig. Daher muss vor einer Behandlung zunächst geklärt werden, wer zuständig ist und die Kosten übernimmt. Beraten können Sie dazu u.a. Ihr behandelnder Arzt, die DMSG, Ihre Krankenkasse oder Rentenversicherung sowie auch das Integrationsamt.

Krankenversicherung

Die gesetzlichen und privaten Krankenversicherungen sind Kostenträger für ärztliche Behandlungen, Arzneimittel, Heil- und Hilfsmittel, häusliche Krankenpflege und Haushaltshilfen. Zu bestimmten Leistungen der gesetzlichen sowie auch der privaten Krankenkassen müssen Versicherte Zuzahlungen leisten.

Welche Kosten die private Krankenversicherung übernehmen soll und die Höhe der Selbstbeteiligung kann individuell vereinbart werden. Der Bedarf sollte in diesem Fall vorab gründlich überlegt werden. Der Basistarif enthält ein Leistungsangebot, das mit dem der gesetzlichen Krankenversicherung vergleichbar ist. Zusätzliche Leistungen können hier nach Bedarf verhandelt und einbezogen werden.

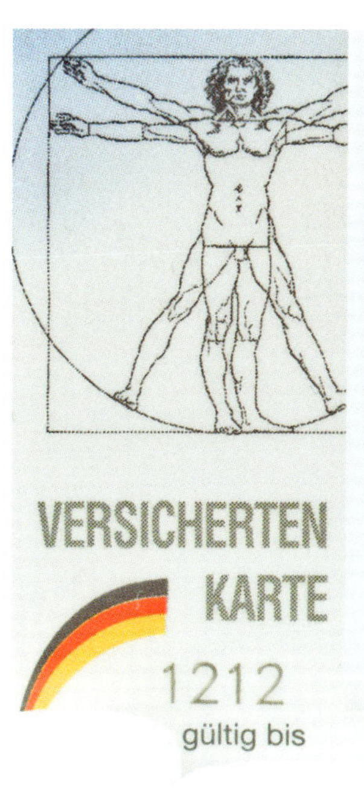

Zuzahlungen bei gesetzlichen Krankenkassen

Medikamentöse Therapien (§ 31 SGB V)

Die Krankenversicherung übernimmt die Kosten für verschreibungspflichtige Medikamente. Einen Teil davon trägt der Versicherte als Zuzahlung. Sie beläuft sich auf 10 % des Arzneimittelpreises, mindestens aber 5 € und höchstens 10 €. Kostet das Medikament weniger als 5 €, trägt der Patient die Kosten selbst. Kinder unter 18 Jahren sind von allen Arzneimittel-Zuzahlungen befreit.

Allerdings gibt es auch eine Reihe zuzahlungsfreier Arzneimittel. Der Grund dafür sind die sogenannten Festbeträge (Höchstbeträge für die Erstattung von Arzneimittelpreisen durch die gesetzlichen Krankenkassen). Alle Medikamente, die vom Hersteller zu einem Preis von mindestens 30 % unter dem Festbetrag angeboten werden, können von der Zuzahlung befreit werden (§ 31 Abs. 3 Satz 4 SGB V). Eine Liste der zahlungsfreien Arzneimittel, die 14-tägig aktualisiert wird, finden Sie auf der Seite des Spitzenverbandes der gesetzlichen Krankenkassen (www.gkv-spitzenverband.de > Krankenversicherung > Versicherten-Service > Zuzahlungen und Befreiungen > Befreiungsliste Arzneimittel). Des Weiteren können bestimmte Medikamente ganz oder teilweise zahlungsfrei sein, wenn die Hersteller mit den Krankenkassen Rabattverträge geschlossen haben.

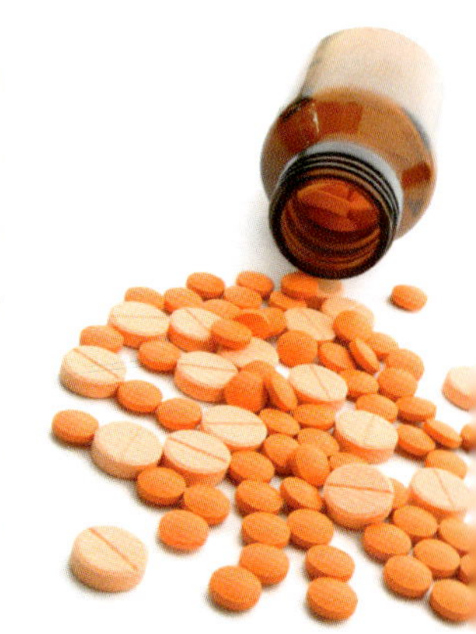

Nicht verschreibungspflichtige Arzneimittel werden in der Regel nicht von der Krankenkasse erstattet. Menschen mit einer schweren Erkrankung, die zur Behandlung rezeptfreie Arzneimittel benötigen, können diese auf Kosten der Krankenkasse erhalten, sofern die Medikamente nach medizinischen Gesichtspunkten Therapiestandard sind. Manche Krankenkassen übernehmen zudem einen bestimmten Betrag im Jahr für verschreibungsfreie alternative medikamentöse Therapien.

Bei einer Behandlung außerhalb der zugelassenen Indikation (**Off-Label-Use**), wie z. B. die Botulinumtoxin-Therapie, kann ein Antrag auf Kostenübernahme bei den Krankenkassen gestellt werden. Wichtig: Der Antrag muss vor dem Behandlungsbeginn gestellt werden. Es besteht eine Kostenerstattungspflicht seitens der Krankenkassen, wenn folgende Voraussetzungen erfüllt sind (§ 2 Abs. 1a SGB V):

- Es muss eine lebensbedrohliche oder regelmäßig tödliche Erkrankung oder zumindest eine wertungsmäßig vergleichbare Erkrankung vorliegen.
- Es darf keine allgemein anerkannte, dem medizinischen Standard entsprechende Leistung zur Verfügung stehen.
- Es muss eine nicht ganz entfernt liegende Aussicht auf Heilung oder eine spürbar positive Einwirkung auf den Krankheitsverlauf bestehen.

Bei der Anwendung eines Medikamentes im Rahmen des Off-Label-Use, ist auf eine besonders ausführliche Aufklärung zu achten, da diese Anwendung zu einer Einschränkung der Produkthaftpflicht seitens des Medikamentenherstellers führen kann.

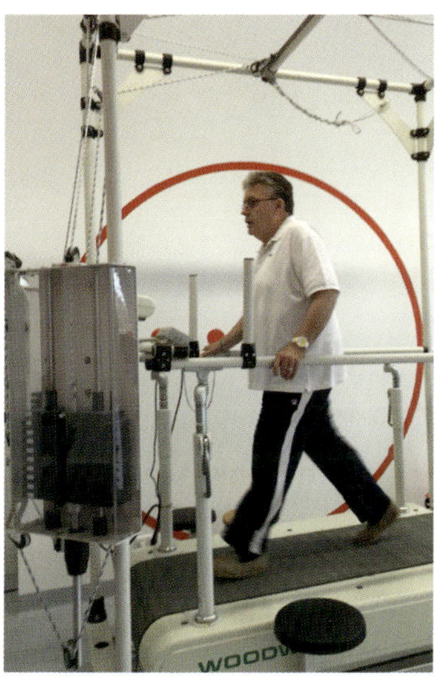

Heilmittel (§ 32 SGB V)

Zu den Heilmitteln gehören physio- oder ergotherapeutische Maßnahmen. Im Rahmen der Physiotherapie wird KG (Krankengymnastik) oder KG-ZNS (spezielle Krankengymnastik bei ZNS-Erkrankungen) vom Haus- oder Facharzt verordnet. Die Kosten werden von den Kassen übernommen. Bei MS-Erkrankten wird spätestens bei mittleren Einschränkungen durch die Erkrankung eine Verordnung außerhalb des Regelfalls (ohne Therapiepausen) erforderlich. Der Eigenanteil des MS-Erkranken an der Behandlung beträgt pro Rezept 10 € sowie 10 % der Gesamtkosten und ist an den Leistungserbringer / Physiotherapeuten zu entrichten.

Verordnung außerhalb des Regelfalls

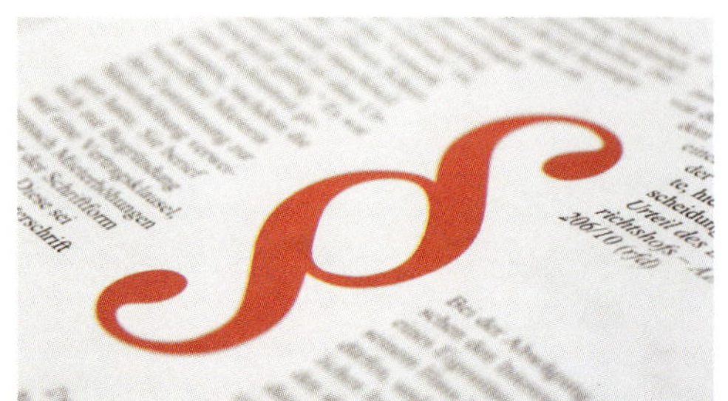

Der **Heilmittelkatalog** legt fest, welche Heilmittel (Physikalische Therapie, Ergotherapie und Stimm-, Sprech-, Sprachtherapie) vorrangig, optional oder ergänzend, in welcher (Gesamt-)Verordnungsmenge, in Abhängigkeit von der Indikation verordnet werden sollten.

Bei der **Gesamtverordnungsmenge** geht man im Regelfall davon aus, dass dadurch das Therapieziel erreicht wird. Bei Funktionsstörungen durch Muskeltonusstörungen wie Spastik werden beispielsweise maximal 30 Einheiten allgemeine Krankengymnastik bzw. spezielle Krankengymnastik (neurophysiologische Techniken nach Bobath, Voijta oder PNF) sowie Wärme- oder Kältetherapie vorgegeben. Als **Erstverordnung** sind zunächst die im Heilmittelkatalog festgelegten Teilmengen verordnungsfähig, in diesem Fall bis zu 10 Einheiten. Falls erforderlich, kann der Arzt dann eine **Folgeverordnung** vornehmen, wobei auch deren Teilmenge festgelegt ist. Die Anzahl der Folgeverordnungen wird durch die Gesamtverordnungsmenge begrenzt.

Problematik des Budgets für Vertragsärzte

Ärztliche Verordnungen müssen gemäß § 12 SGB V zweckmäßig, wirtschaftlich und ausreichend sein. Der Arzt stellt bei Bedarf ein Rezept (Heilmittelverordnung) aus, mit dem der Patient beispielsweise eine Physiotherapiepraxis aufsuchen kann. Hat er zu viele Rezepte ausstellt, überschreitet er sein individuelles Budget, ein errechneter Maximalbetrag, den der Arzt verordnen darf. In diesem Fall werden seine Verordnungen auf Wirtschaftlichkeit geprüft und der Arzt muss gegebenenfalls einzelne Verordnungen selbst zahlen bzw. seine nächste Honorarzahlung wird gekürzt (Regress). Aus Angst vor dem Regress werden die Verordnungsmengen vom Arzt teilweise begrenzt oder abgelehnt.

Praxisbesonderheiten

Um den Regressdruck zu verringern, wurde von der Kassenärztlichen Bundesvereinigung (KBV) und dem Spitzenverband der gesetzlichen Krankenkassen (GKV-Spitzenverband) die **Heilmittelverordnung** optimiert. So gelten Heilmittelverordnungen für schwer kranke Patienten, die für einen begrenzten Zeitraum eine intensive Therapie benötigen, bundeseinheitlich als **Praxisbesonderheiten**. Hierzu haben sich der KBV und der GKV-Spitzenverband auf eine Diagnoseliste verständigt. Dieser Liste ist zu entnehmen, dass Multiple Sklerose bei der Heilmittelverordnung als Praxisbesonderheit zählt. Auch bei Verordnungen von Praxisbesonderheiten gilt in vertragsärztlichen Praxen das Wirtschaftlichkeitsgebot. Allerdings werden Verordnungskosten, die zu den Praxisbesonderheiten zählen, zwar von der Prüfungsstelle erfasst, bei einer Überschreitung des individuellen Budgets des Arztes jedoch herausgerechnet. Ein Genehmigungsverfahren ist für Praxisbesonderheiten nicht notwendig.

Langfristiger Behandlungsbedarf

Bei einer schweren oder chronischen Erkrankung ist die Höchstzahl an Verordnungen für den Patienten oft nicht ausreichend. Daher ermöglicht die Heilmittel-Richtlinie für Patienten mit besonders schweren Erkrankungen einen **langfristigen Behandlungsbedarf.** Verordnungen im Rahmen eines langfristigen Heilmittelbedarfs sind nicht Gegenstand der Wirtschaftlichkeitsprüfungen. Indikationen, die für einen langfristigen Heilmittelbedarf vorgesehen sind, können der Diagnoseliste des KBV und des GKV-Spitzenverbandes entnommen werden. **Multiple Sklerose zählt bei der Heilmittelverordnung nicht zu den Erkrankungen mit einem langfristigen Behandlungsbedarf.** Allerdings werden in der Diagnoseliste bei Multipler Sklerose keine weiteren Angaben zur Dauer der Behandlung gemacht. Daher kann auch hier außerhalb des Regelfalls eine Verordnung über einen längeren Zeitraum erfolgen. **Patienten sind allerdings grundsätzlich verpflichtet, sich Verordnungen für eine langfristige Heilmittelbehandlung von der Krankenkasse genehmigen zu lassen.** Einige Krankenkasse verzichten auf den Genehmigungsvorbehalt.

Hilfsmittel (§ 33 SGB V)

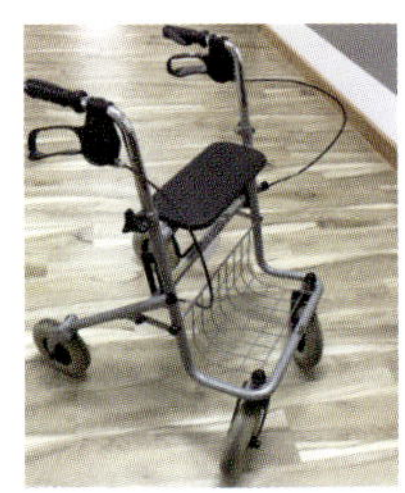

Für Hilfsmittel wie Unterarmstützen, Gehstock oder Rollstuhl müssen Zuzahlungen in Höhe von 10 % der Kosten (mindestens 5 €, maximal 10 €) geleistet werden. Bei zum Verbrauch bestimmten Hilfsmitteln beträgt die Zuzahlung 10 % je Packung, maximal jedoch 10 € monatlich. Die Zuzahlung ist an die Stelle zu entrichten, bei der man das Hilfsmittel erhält (z. B. das Sanitätshaus).

Häusliche Krankenpflege (§ 37 SGB V)

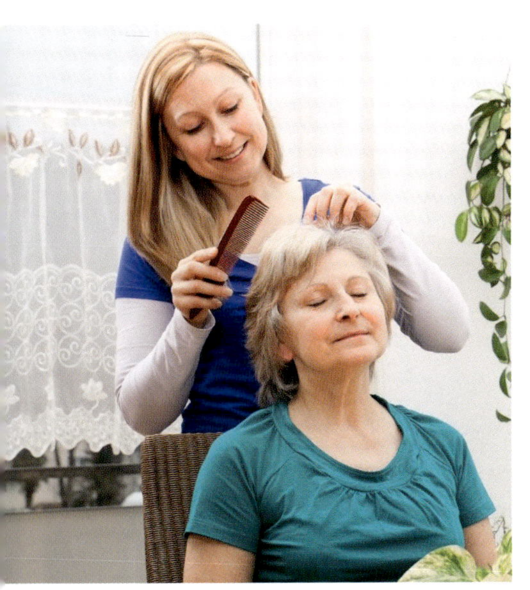

Bei der häuslichen Krankenpflege wird ein MS-Erkranker von Fachpersonal zu Hause versorgt (nicht zu verwechseln ist die häusliche Krankenpflege der Krankenkassen mit der „häuslichen Pflege" der Pflegeversicherung). Neben der medizinischen Versorgung kann die Pflege auch die Körperpflege, Ernährung, Mobilität und den Haushalt des MS-Erkrankten einbeziehen. Sie wird vom Hausarzt verordnet, wenn eine Krankenhausbehandlung vermieden oder verkürzt werden kann, nicht ausführbar ist (z. B. mangelnde Transportfähigkeit des Patienten) oder nur so das Behandlungsziel gesichert werden kann (z. B. Injektionen nicht im nötigen Umfang vorgenommen werden können) und keine im Haushalt lebende Person den Patienten im erforderlichen Umfang pflegen und versorgen kann.

Die häusliche Krankenpflege wird in der Regel von der Krankenkasse finanziert und ist bis zu vier Wochen je Krankheitsfall (in medizinisch begründeten Fällen auch länger) möglich. Die Zuzahlung durch den Versicherten beträgt 10 % der Kosten pro Tag, begrenzt auf 28 Tage im Kalenderjahr, zuzüglich 10 € je Verordnung.

Haushaltshilfe (§ 38 SGB V)

Eine Haushaltshilfe unterstützt den MS-Erkranken bei der täglich anfallenden Arbeit im Haushalt: Kochen, Einkaufen, Waschen und Kinderbetreuung. Die Krankenkasse übernimmt die Kosten, wenn die haushaltsführende Person krankheits- oder unfallbedingt ausfällt (z. B. durch einen Krankenhausaufenthalt, durch eine Kur oder wegen Rehamaßnahmen), mindestens ein Kind unter zwölf Jahren im Haushalt lebt und niemand sonst den Haushalt übernehmen könnte. Die Zuzahlungen des Versicherten belaufen sich auf 10 % der Kosten pro Tag, mindestens 5 €, maximal 10 €. Weitere Kostenträger können die Rentenversicherung oder Berufsgenossenschaften sein. Bei der Höhe der Zuzahlung orientieren sie sich an denen der Krankenkasse.

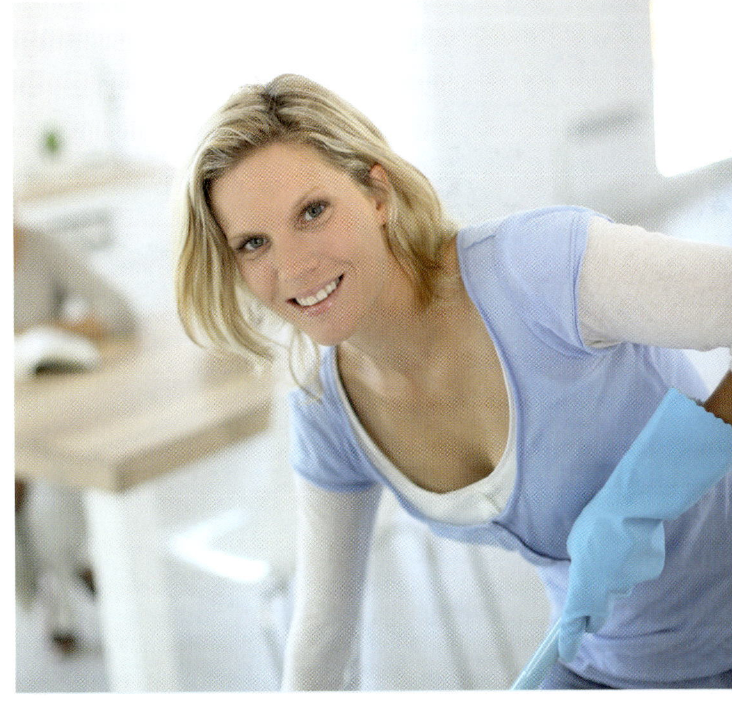

Belastungsgrenzen

Für die gesetzlich Krankenversicherten gibt es eine „Belastungsgrenze“, damit niemand durch die Zuzahlung überfordert wird. Die Belastungsgrenze liegt für chronisch Kranke bei einem Prozent des Bruttoeinkommens (bei Versicherten liegt sie normalerweise bei zwei Prozent). Ist die Belastungsgrenze im laufenden Jahr bereits erreicht, sind die Versicherten für den Rest des Jahres von allen Zuzahlungen befreit. Alle Belege über geleistete Zuzahlungen müssen bei der Krankenkasse zur Kostenübernahme eingereicht werden.

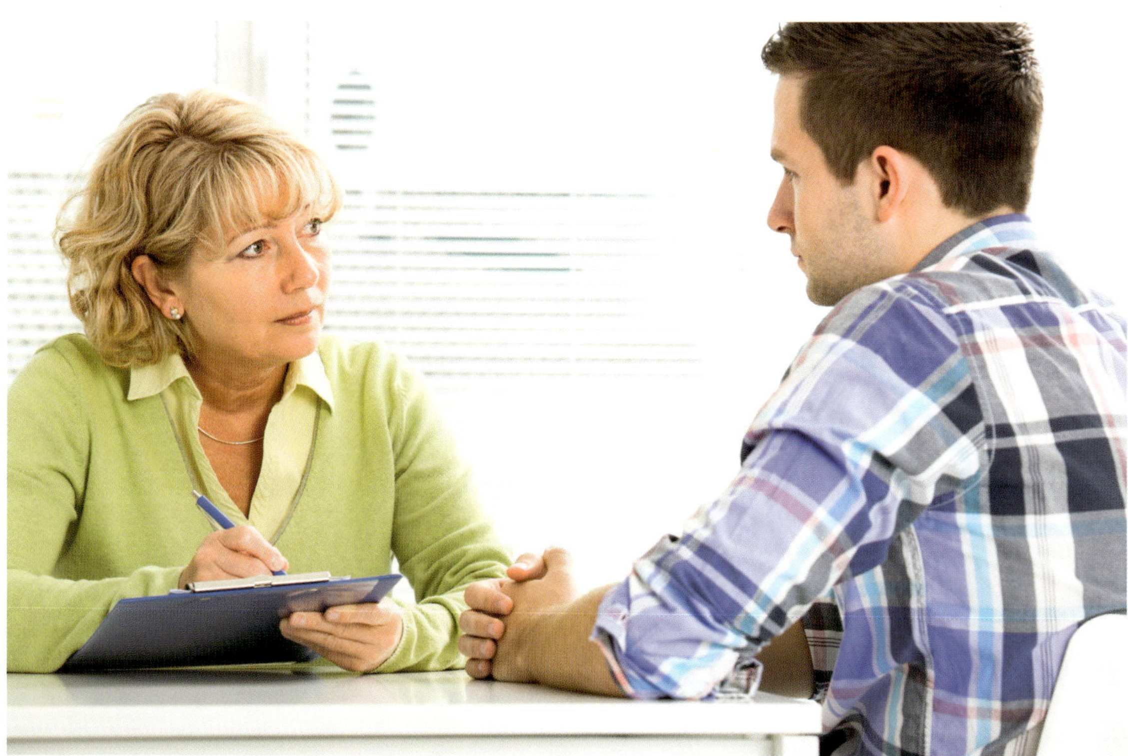

Pflegeversicherung

Die Pflegeversicherung ist neben der Krankenversicherung ein wichtiger Bestandteil der sozialen Sicherung. Die Pflegekassen sind bei den Krankenkassen angesiedelt, d. h. wer in der gesetzlichen Krankenkasse pflichtversichert ist, ist automatisch Mitglied der angegliederten Pflegekasse. Wenn ein Erkrankter pflegebedürftig ist und Leistungen der Pflegeversicherung erhalten möchte, kann er die Pflegeleistung bei der Pflegekasse beantragen.

Die Leistungen der Pflegeversicherung beinhalten u.a. die häusliche Pflege, Pflegehilfsmittel, Maßnahmen zur Verbesserung des Wohnumfeldes (nötige Umbaumaßnahmen) oder auch zusätzliche Betreuungs- und Entlastungsleistungen bei Patienten mit eingeschränkter Alltagskompetenz (psychisch kranke, behinderte oder demenziell erkrankte Menschen). Da die Pflegeversicherung sich in Zukunft weiter verändern wird, sei auf folgende Adressen für aktuelle Informationen verwiesen:

Bundesministerium für Gesundheit (BMG)
Bürgertelefon zur Pflegeversicherung:
Tel.: 030 340 60 66 – 02
E-Mail: poststelle@bmg.bund.de
www.bmg.bund.de

Beauftragte der Bundesregierung für die Belange behinderter Menschen
E-Mail: anfrage@behindertenbeauftragte.de
www.behindertenbeauftragte.de

Spitzenverband der gesetzlichen Krankenkassen (GKV)
Zentrale Interessenvertretung der gesetzlichen Kranken- und Pflegekassen
www.gkv-spitzenverband.de

Unabhängige Patientenberatung Deutschland (UPD)
Tel.: 0800 011 77 22 (gebührenfrei)
www.unabhaengige-patientenberatung.de

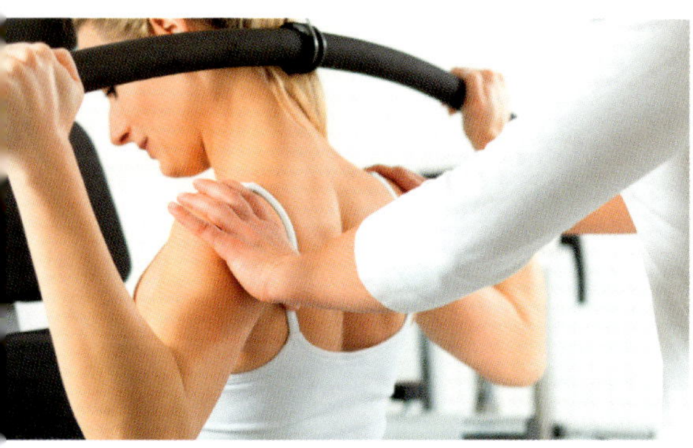

Die Rehabilitation

Sind bei einer vorliegenden Spastik die Behandlungsmöglichkeiten am Wohnort ausgeschöpft, kann eine Rehabilitation notwendig sein. Sie soll zur Wiederherstellung der körperlichen, sozialen oder beruflichen Fähigkeiten des Betroffenen beitragen. Es gibt drei Arten einer Rehabilitation, die ambulant oder stationär durchgeführt werden können:

- Von der **medizinischen Rehabilitation** spricht man nach einer Krankheit oder einem Unfall, beispielsweise nach einen MS-Schub. Sie dient in erster Linie der Behandlung von Gesundheits- und Funktionsstörungen und soll Ihnen helfen, so schnell wie möglich wieder am Leben der Gesellschaft teilzuhaben.
- Die **berufliche Rehabilitation** kann im Anschluss an die medizinische Rehabilitation stattfinden. Sie fördert die Eingliederung in das Berufsleben und dient dazu, Ihren Arbeitsplatz möglichst zu erhalten oder Ihnen – wenn nötig – neue Berufschancen zu eröffnen.
- Die **soziale Rehabilitation** fördert die Teilhabe am Leben der Gesellschaft. Sie trainiert den Umgang mit alltäglichen Anforderungen, um eine Wiedereingliederung in das soziale Umfeld zu erreichen.

Ziel jeder Rehabilitation ist es, den Patienten bei der Wiedererlangung oder dem Erhalt körperlicher, beruflicher oder sozialer Fähigkeiten zu unterstützen, um eine Steigerung der Lebensqualität und damit auch den Erhalt der Selbstständigkeit und Arbeitsfähigkeit zu erreichen. Des

Weiteren soll Rehabilitation dabei helfen, Beeinträchtigungen und Einschränkungen abzuwenden, die sich als bleibende Folge von chronischen Erkrankungen oder Unfällen einstellen können.

Wie lange dauert eine Rehabilitation?

Eine stationäre Rehabilitation dauert in der Regel 21 Tage, eine ambulante Rehabilitation 15 Behandlungstage. Sie haben auch die Möglichkeit, die Rehabilitation zu verkürzen oder zu verlängern.

Therapieziele einer Rehabilitation

- Verbesserung der körperlichen Leistungsfähigkeit
- Verminderung der Folgen der Erkrankung und der Behandlungen
- Linderung der seelischen Auswirkungen der Krankheit
- Verbesserung der inneren Ausgeglichenheit
- Hilfestellungen für eine gesunde Lebensweise und Ernährung
- Umgang mit Alltagsbelastungen erlernen, eigene Grenzen erkennen

Fachübergreifende Frührehabilitation – Komplexbehandlung bei Multipler Sklerose

Bei der MS-Komplexbehandlung handelt es sich um eine stationäre Frührehabilitation, bei der ärztliche, pflegerische und therapeutische Maßnahmen kombiniert werden. Die multidisziplinäre Komplexbehandlung kann sowohl bei einem akuten Schub als auch bei chronischer Verschlechterung erfolgen. Ein Team aus Ärzten, Pflegefachkräften, Physiotherapeuten, Masseuren, Ergo-, Sprach- und Musiktherapeuten sowie dem Sozialdienst entwickeln gemeinsam für jeden Patienten ein individuelles, intensives Behandlungskonzept, welches regelmäßig überprüft und angepasst wird. Der Patient erhält bei seinem Aufenthalt in der Klink mindestens drei Therapien pro Tag aus verschiedenen Abteilungen: Physiotherapie, Physikalische Therapie, Ergotherapie und Logopädie. Um eine MS-Komplexbehandlung zu erhalten, reicht eine Einweisung vom ambulant betreuenden Hausarzt oder Facharzt aus. Jeder schwer betroffene MS-Erkranke hat ein Anrecht darauf. Die MS-Komplexbehandlung wird meist über eine Dauer von 14 bis 21 Tagen durchgeführt.

Bei weitergehenden Fragen stehen wir Ihnen gerne zur Verfügung:

DMSG Landesverband NRW
Sonnenstraße 14, 40227 Düsseldorf
Tel. 0211 93304-0, Fax 0211 312019
E-Mail: post@dmsg-nrw.de
Internet: www.dmsg-nrw.de
Spendenkonto: Stadtsparkasse Düsseldorf
IBAN DE32 3005 0110 0010 0163 43
BIC DUSSDEDDXXX

Deutsche Multiple Sklerose Stiftung Nordrhein-Westfalen (DMSS-NRW)
Sonnenstraße 14, 40227 Düsseldorf
Telefon 0211 93304-0, Fax 0211 312019
E-Mail: dmss-nrw@web.de
Spendenkonto: Volksbank Bonn Rhein-Sieg eG
IBAN: DE59 3806 0186 2109 9990 19
BIC: GENODED1BRS

Glossar

Autoimmunerkrankung: das eigene Immunsystem, das ursprünglich die Funktion hat den Körper zu schützen, richtet sich fälschlicherweise gegen körpereigene Strukturen

Antispastika: Medikamente mit muskelspannungssenkender Wirkung zur Behandlung von Spastizität

Arthrose: nicht altersgerechter Verschleiß der Gelenke zum Beispiel durch Fehlstellungen

Ataxie: Störung des Bewegungsablaufs durch Schädigung des Nervensystems

Axon: Nervenzellfortsatz mit Nervenfaser und Myelinscheide

Dekubitus: auch Druckgeschwür oder Wundliegen; Schädigung der Haut und/oder des darunterliegenden Gewebes durch länger einwirkenden Druck

Demyelinisierung: ganz oder teilweise Zerstörung der Myelinscheide

Dystonie: Bewegungsstörungen, deren Ursprung in einer Schädigung der motorischen Zentren im Gehirn liegt

EDSS: (= Expanded Disability Status Scale) Leistungsskala von 0 (keine Behinderung) bis 10 (schwere Behinderung), die den Schweregrad der Behinderung bei MS-Patienten angibt

Fatigue: anhaltende subjektive Empfindung von physischer und mentaler Erschöpfung und Mangel an Energie

Intrathekal (i.th.): Injektionen, die direkt in den Liquorraum appliziert werden

Kloni: spontane Zuckungen

Kognitive Störungen: Störung der Aufmerksamkeit, des Langzeitgedächtnisses, der räumlich-visuellen Wahrnehmung, der Konzeptbildung und des Abstraktionsvermögens

Kontrakturen: Funktions- und Bewegungseinschränkung von Gelenken, bedingt durch die Verkürzung umliegender Weichteile wie Muskeln, Sehnen, Bänder und Faszien

Kutan: zur Haut gehörend

Läsion: geschädigte Gewebestelle durch Verletzung oder Entzündung

Liquor: Gehirn- und Rückenmarksflüssigkeit

Lumbalpunktion: Entnahme von Liquor aus dem Rückenmarkskanal mit einer Hohlnadel, um z. B. eine Entzündung im zentralen Nervensystem zu diagnostizieren

Magnetresonanztomographie (MRT): bildgebendes Diagnoseverfahren

Minussymptome: abnehmende Aktivität im Rahmen des spastischen Syndroms, wie Lähmungen oder Störungen der Feinmotorik

Missempfindungen: fehlerhafte Weiterleitung und Verarbeitung von Reizen; häufig äußern sie sich durch Kribbeln „Ameisenlaufen" oder Taubheitsgefühle in der betroffenen Körperregion

Motoneuron: Nervenzellen; versorgen die Muskulatur mit Nerven und üben so direkte oder indirekte Kontrolle auf einen Muskel aus

Muskeleigenreflexe: durch eine Muskeldehnung ausgelöst, führt ein Reflex zu einer sichtbaren Zuckung des zuvor gedehnten Muskels

Muskelhartspann: schmerzhafte Verspannung von Muskeln nach Überlastung oder Fehlbelastung

Muskeltonus: Spannungszustand der Muskulatur

Myelinscheide: auch Nervenscheide oder Myelin; umgibt die Nervenfasern und ermöglicht eine Steigerung der Nervenleitungsgeschwindigkeit

Neuromodulation: Vorgang, der das Nervensystem beeinflusst

Neuron: Nervenzelle, bestehend aus Nervenzellkörper und Axon

Non-Responder: Personen, die nicht auf eine medizinische Maßnahme, z. B. ein Arzneimittel ansprechen

Osteoporose: verminderte Knochenmasse, dadurch erhöhte Knochenbrüchigkeit

Pathologisch: krankhaft

Parästhesie: oberflächliche Missempfindungen, wie Kribbeln (s. Missempfindungen)

Paresen: unvollständige Lähmung

Periarthropathie: krankhafte Veränderungen der gelenknahen Weichteile

Peripheres Nervensystem (PNS): Teile des Nervensystems außerhalb des ZNS; dient der Signalübertragung von Körperregion zu ZNS und umgekehrt

Plussymptome: zunehmende Aktivität im Rahmen des spastischen Syndroms, wie erhöhter Muskeltonus, Spasmen, gesteigerte Reflexbereitschaft

Pylogenetisch: Weiterentwicklung einzelner Merkmale im Verlauf der Entwicklungsgeschichte

Pyramidenbahn: Nervenbahn, die hemmend auf die Reflexmotorik wirkt und gezielte, feinmotorische Bewegungen ermöglicht

Remyelinisierung: ganz oder teilweise Wiederherstellung der Nervenscheiden (Myelin, Myelinscheide)

Responder: Personen, die auf eine medizinische Maßnahme, z. B. ein Arzneimittel ansprechen

Sklerose: Vernarbung

Spastik: auch Spastizität; geschwindigkeitsabhängige krampfartige Erhöhung der Muskelspannung bei passiver Bewegung

Steifigkeit: auch Muskelsteifigkeit; durch erhöhten Muskeltonus eingeschränkte Beweglichkeit von Extremitäten

Subkutan: unter der Haut

Zentralnervensystem (ZNS): umfasst Gehirn und Rückenmark und dient der sensomotorischen Integration und Koordination

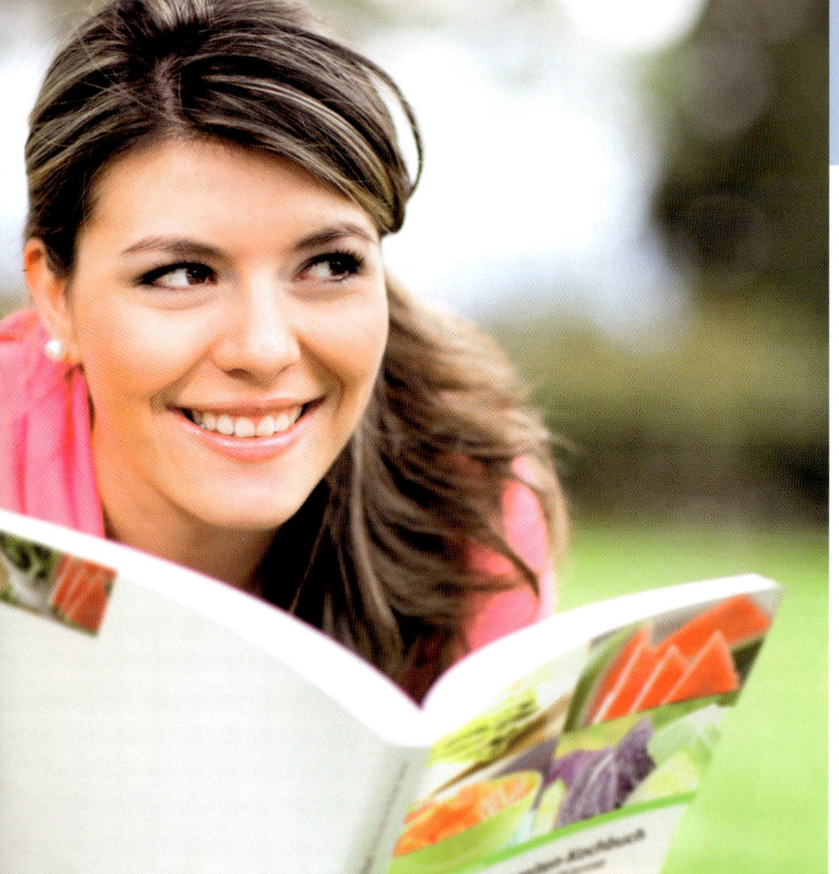

Ratgeber – Wissen, das hilft

ms Selbstmanagement Programm

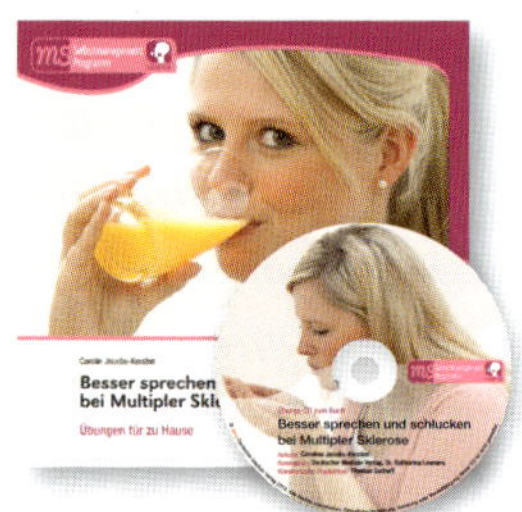

Carolin Jacobs-Kersten

Besser sprechen und schlucken bei Multipler Sklerose

68 Seiten mit Übungs-CD,
Format 21 x 21 cm, Senden 2013
ISBN 978-3-936525-67-0
VK: 19,80 €

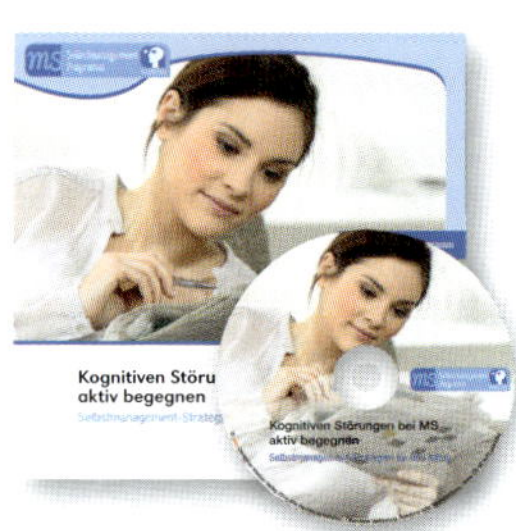

Kognitiven Störungen bei MS aktiv begegnen

Programm-CD mit zahlreichen Arbe
blättern und 12-seitigem Begleithef
(Anleitung), Senden 2014
ISBN 978-3-936525-69-4
VK: 14,90 €

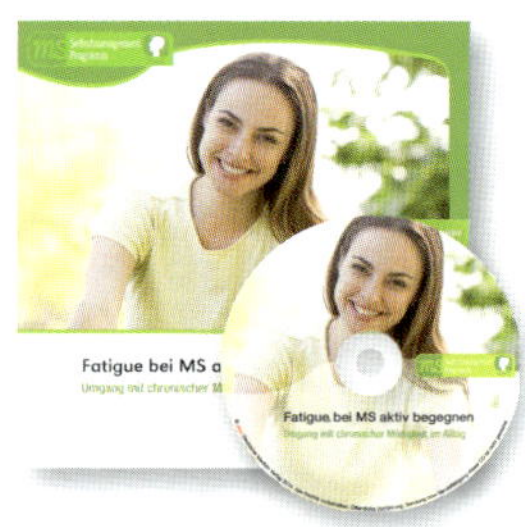

Fatigue bei MS aktiv begegnen

Programm-CD mit zahlreichen Arbe
blättern und 16-seitigem Begleithe
(Anleitung), Senden 2014
ISBN 97 8-3-936525-68-7
VK: 14,90 €

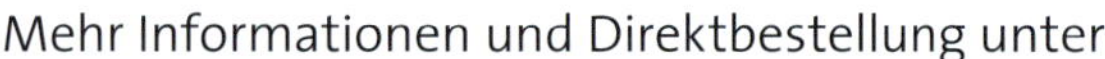

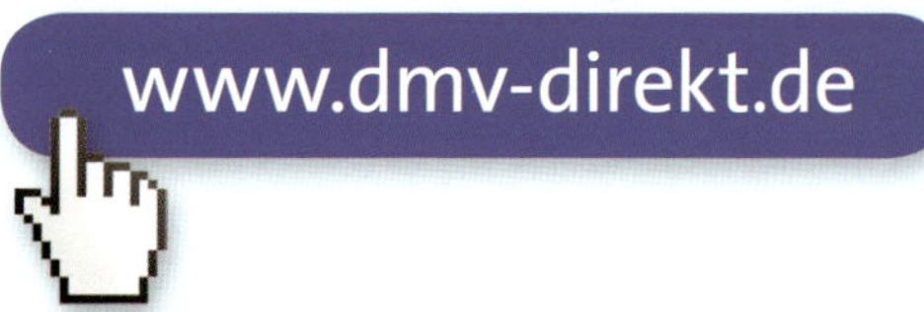

dmv
Deutscher Medizin Verlag

Daimlerstraße 55 · 48308 Senden
Tel. 02597 991300 · Fax 02597 991309
www.dmv-direkt.de · info@dmv-direkt.de